肺癌常见急症诊治手册

FEIAI CHANGJIAN JIZHENG ZHENZHI SHOUCE

主　编　高红军　管　中

副主编　杨绍兴　李德生

　　　　刘耀升　黄宇清

编　委　（以姓氏笔画为序）

　　　　王　勇　邓学峰　代　忠

　　　　吕攀攀　汤传昊　张建忠

　　　　赵耀巍　秦海峰　颜海莹

U0231596

辽宁科学技术出版社

·沈阳·

图书在版编目（CIP）数据

肺癌常见急症诊治手册/高红军，管中主编. —沈阳：辽宁科学技术
出版社，2016.7

ISBN 978 - 7 - 5381 - 9883 - 6

Ⅰ. ①肺… Ⅱ. ①高… ②管… Ⅲ. ①肺癌 - 急性病 - 诊疗 - 手册
Ⅳ. ①R734. 205. 97 - 62

中国版本图书馆 CIP 数据核字（2016）第 163009 号

肺癌常见急症诊治手册　　　　　　　　　　　

出版发行：辽宁科学技术出版社
　　　　　（地址：沈阳市和平区十一纬路 29 号 邮编：110003）
联系电话：024-23284376/010-88019650
传　　真：010-88332248
E - mail：fushichuanmei@ mail. Lnpgc. com. cn
印 刷 者：北京金康利印刷有限公司
经 销 者：各地新华书店

幅面尺寸：140mm × 203mm
字　　数：78 千字　　　　　　　　印　　张：3（彩）
出版时间：2016 年 7 月第 1 版　　　印刷时间：2016 年 7 月第 1 次印刷

责任编辑：邓文军　　　　　　　　　责任校对：张　娟
封面设计：永诚天地　　　　　　　　封面制作：徐志友
版式设计：张莉琼　　　　　　　　　责任印制：高春雨

如有质量问题，请速与印务部联系　联系电话：010-88019750

ISBN 978 - 7 - 5381 - 9883 - 6
定　　价：28. 00 元

内容提要

本书介绍了肺癌常见急症的发病原因、病理生理、临床表现、诊断及治疗方法。重点突出、层次分明，集中反映当前肺癌常见急症治疗领域的新观点和新进展，内容翔实，资料丰富，实用性、指导性强，有助于从事肺癌诊疗工作的医务工作者了解和掌握临床思维方法，提高肺癌临床诊治能力。

前　言

　　肺癌对人类健康的威胁日益严重,肺癌死亡率上升幅度居各类肿瘤的首位。在美国,肺癌死亡率列男、女性癌症之首,女性肺癌发病率随吸烟人数的增加而上升;在我国,肺癌的发病率和死亡率也呈上升趋势,居我国癌症发病率和死亡率的首位。肺癌在给患者及其家庭带来巨大痛苦的同时,也给社会带来了沉重的负担。近年来,在各国研究者的不懈努力下,肺癌的基础研究不断深入,诊断和治疗也取得了一系列的成果,但回顾肺癌的诊疗过程,我们发现,相当一部分患者的直接死亡原因并不是肺癌本身,而是肺癌所致的急症和并发症。肺癌在发生、发展及治疗过程中常出现相应的急症或并发症,这不仅见于中、晚期肿瘤患者,在早期患者亦常发生。肺癌急症容易被误诊或突然导致死亡,因而有时较癌症本身更需要紧急处理。及时而恰当地处理肿瘤急症,不仅有助于减轻患者的痛苦,延长生存期,还可使肺癌患者获得更多的专科治疗机会。提高肺癌急症的诊治水平是提高肺癌患者治疗质量的保证,也是肺癌专科医师医疗水平的具体体现。

　　我院肺部肿瘤内科、胸外科、放射科、放疗科、骨科、病理科及肿瘤分子研究室等专家学者们,将可信度高的文献和各自丰富的临床经验进行总结,形成了肺癌单病种急症的多学科诊治思路,编写了心得体会,以供从事肺癌诊疗的临床工作者参考。由于肺癌基础研究及临床诊治发展迅速,书中的疏漏和不当之处,恳请专家和同道们提出宝贵的意见。

高红军

军事医学科学院附属医院

2016 年 3 月

目 录

第一章

上腔静脉综合征

上腔静脉综合征（superior vena cava syndrome，SVCS）是一组由于通过上腔静脉回流到右心房的血流部分或完全受阻相互影响所致的症候群，多为肿瘤常见的急症，肺癌中更为常见。患者可出现急性或亚急性的呼吸困难、面颈部及上肢的肿胀，进而发展为缺氧和颅内压增高，需要紧急处理。据统计，SVCS 的患者 97％为肺癌，特别是小细胞肺癌，良性病变引起者仅占 3％。引起 SVCS 的良性病变常见的有甲状腺肿、慢性纵隔炎、原发性上腔静脉血栓形成等。

一、诊断与鉴别诊断

（一）症状

SVCS 具有典型的临床症状和体征，可出现呼吸困难、面部肿胀、头痛、血压下降、颈部肿胀、咳嗽、颈静脉扩张等表现。随着上腔静脉压力增加，导致侧支静脉、浅表静脉扩张，面部淤血，结膜水肿，进而可出现神经系统症状。

（二）影像学诊断

1. X 线胸片：X 线检查一般在上纵隔显示有肿块。

2. 胸部 CT：由于纵隔内各种组织多层次重叠，普通 X 线胸片或断层摄片上难以显示病变,而 CT 可以避免上述缺陷。

3. 磁共振(MRI):能将血管与周围软组织肿块明确区别开,而且 MRI 能结合冠状和矢状面的断面,较 CT 更能了解肿瘤的形态特征。

4. 上腔静脉造影。

(三)病理学诊断

1. 浅表淋巴结穿刺活检。

2. 纵隔的经胸腔针活检(TNB):CT 或超声引导下纵隔 TNB,一定程度上避免了较大的损伤性诊断。

3. 纵隔镜和胸腔镜也可以选择。

二、综合治疗计划

综合治疗的原则是根据 SVCS 的病因合理、有计划地应用治疗方法,不仅要改善 SVCS 导致的症状,而且要减少原发肿瘤负荷。

(一)放疗

放疗是治疗肺癌引起的 SVCS 的主要方法。一般开始用大剂量 3～5 次,每次 3～4Gy,随后改为 1.8～2.0Gy/d。总剂量根据治疗目的不同,姑息性目的给予 30～40Gy,根治性目的给予 50～60Gy(小细胞肺癌 50～60Gy,非小细胞肺癌 60Gy 或以上)。放疗野应包括纵隔、肺门和一切临近肺实质病变。如果病变在肺上叶或上纵隔淋巴结肿大,则锁骨上淋巴结应包括在放疗野内。调强放疗技术(图 1-1)能实现同步加量,如:肿瘤靶区(GTV)可以给予较高剂量 2.2～2.5Gy,而临床靶区和计划靶区(CTV 和 PTV)可以给予较低剂量 1.8～2.0Gy。多数情况下因为病情急,患者面颈部水肿变化快,三维适形或调强放疗时所用的体膜很难扣上使用,而导致无法进行治疗,所以常常先行模拟机定位,进行前后对穿野的照射,3～5次后,待病情缓解,再使用三维适形或调强放疗技术。

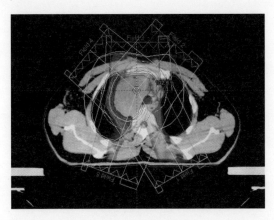

图1-1 肿物致上腔静脉综合征

如果压迫上腔静脉的肿瘤是单个,并且是直径<5cm的非小细胞肺癌,也可以选择射波刀或伽马射线立体放疗技术治疗。

放射治疗通常见效快,往往3～4d即有不同程度的症状改善,1周内90％的病例自觉症状好转,2/3的患者出现客观疗效。小细胞肺癌的效果要好于非小细胞肺癌。

（二）内科治疗

1. 一般措施

（1）卧床、头抬高、吸氧。

（2）限制液体及钠盐入量,使用利尿药。

（3）大剂量皮质激素:能暂时减轻呼吸困难,缓解水肿和炎症反应。

（4）使用镇痛与镇静药,可加用溶解纤维蛋白的药物。

2.化疗　小细胞肺癌患者目前常采用依托泊苷联合铂类的一线治疗方案。非小细胞肺癌患者则根据病理组织驱动基因突变状态选择靶向治疗或铂二联方案化疗。

（三）介入治疗

引起上腔静脉综合征的疾病中,95％是恶性肿瘤,这其中有80％是肺癌。因此,肺癌是导致上腔静脉综合征的最常见疾病。发生上腔静脉梗阻时生存期较短,放、化疗是治疗该类上腔静脉梗阻综合征的主要方法。然而,对于放、化疗改善不明显的患者,上腔静脉内支架置入也可作为 SVCS 的治疗方法。支架置入治疗后症状可迅速改善,一般缓解时间在 24～72h,较放、化疗缓解时间明显缩短,而且并不阻碍继续进行放、化疗。

三、展　望

SVCS 是一组需要紧急处理的肿瘤急症,按"急则治其标,缓则治其本"的目标尽可能地改善患者生存质量和延长生存期。虽然大部分患者经有效的化疗和（或）放疗能出现症状缓解,但合并有 SVCS 的肺癌患者总生存期仍较差。

第二章

脊柱转移瘤脊髓压迫症

骨骼是继肺和肝之后转移瘤最易侵犯的系统,尤其是脊柱椎体。尸检的组织病理学研究表明:晚期癌症患者中脊柱转移瘤的发病率为30％～90％。随着癌症患者生存期的延长,有症状的脊柱转移瘤越来越常见。

转移性脊髓硬膜外压迫(metastatic epidural spinal cord compression,MESCC)在放射学中定义为:在有硬膜外转移瘤的脊柱节段,其椎管内的脊髓已被压迫偏离了正常解剖位置。MESCC 在肺癌、乳腺癌及前列腺癌中的发生率通常在5％～10％,在已发生脊柱外骨转移的患者中,其发病率高达40％。

一、MESCC 的诊断和治疗策略

MESCC 的诊断依赖于患者的症状、体征及高质量、多模态的磁共振检查(图 2-1)。随着 MESCC 患者数量的增加,治疗的手段也在不断改进。早期治疗方法为椎板减压术加传统放疗,后续的研究认为单纯放疗可能更适合该病。随着脊柱外科技术的进步,更有效的脊髓减压和脊柱稳定的获得已成为可能,因此,目前倾向于运用更加先进的手术治疗而不只是传统的放疗。英国国家卫生与临床优化研究所指导手册有关 MESCC 的治疗建议中,提倡临床医生在减少并发症的前提下应尽力采用手术治疗方法。

MESCC 的主要治疗目的是恢复或保留神经功能,缓解疼痛及维持和重建脊柱的稳定性。MESCC 的治疗必须是由脊柱转移

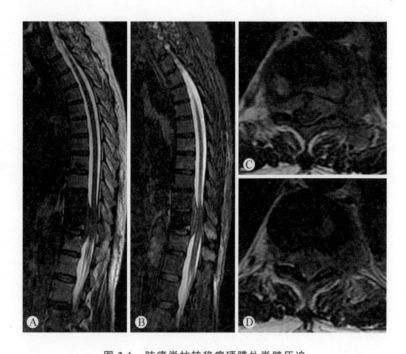

图 2-1 肺癌脊柱转移瘤硬膜外脊髓压迫

A. T_2 加权 MRI 矢状位像；B. T_2 加权抑脂 MRI 矢状位像；C. T_2 加权 MRI 扫描像；D. T_2 加权 MRI 扫描像

瘤总协调者主导的包括肿瘤学、脊柱外科学、放疗学、血液病学和组织病理学在内的多学科会诊。

　　抗肿瘤药物对脊柱转移瘤的治疗效果是很有限的。但是类固醇类激素、双膦酸盐类和镇痛药可以防止或缓解 MESCC 症状，临床上应用广泛。类固醇激素在治疗脊柱转移瘤疼痛和脊髓神经病变急性期时有着重要作用，可以减轻脊髓水肿，但目前类固醇激素治疗的最佳剂量并不明确。研究发现，初始每天静脉给予 100mg 或 10mg 地塞米松对于缓解疼痛、改善运动或膀胱功能无显著差别。有学者建议，除淋巴瘤患者外，对已出现症状的

MESCC 患者,术前 5～7d 每天给予 16mg 地塞米松,术后减量再用 5～7d。双膦酸盐化合物能够减弱破骨细胞活动,减少肿瘤相关性溶骨的产生,被用来缓解转移瘤性骨痛及预防、减少转移瘤骨相关事件的发生,如:病理性骨折、高钙血症和 MESCC。

二、MESCC 的传统放疗和立体定向放疗

MESCC 放疗的适应证主要为无神经损害、无脊柱不稳定、无明显椎管内骨块压迫和生存期大于 3 个月的小细胞肺癌、淋巴瘤、骨髓瘤患者。不适合手术治疗的 MESCC 患者应尽早接受放疗。另外,对于所有手术为首选治疗方案的 MESCC 患者,都应接受伴或不伴有类固醇激素治疗的放疗。

考虑到脊柱轴向不稳定性疼痛和脊髓神经的恢复,放疗前可实施稳定脊柱及神经减压的手术。因为放疗会导致伤口感染和不愈合,MESCC 手术前的患者不应接受放疗,放疗应该被安排在术后伤口彻底愈合后进行。

对于预后较好的患者高剂量的分次放疗是有意义的,传统的放疗为 25～40Gy 的照射剂量分 8～10 次进行。照射的边界往往要大于病变区域以弥补患者微动时产生的偏移。因此,邻近组织包括脊髓也会受到部分照射,放疗的剂量必须允许正常组织暴露在放射线下。然而,对于预后较差的患者,通常推荐一次 8Gy 的单剂量短程放疗。

立体定向放疗(SRS)是一种改进的放疗方法,又被称为立体定向放射外科治疗。SRS 和调强放疗均是让放射线更加精准地作用于病变部位,减少对正常组织的影响。立体定位可以使多束射线精确定位到病变节段,产生局部高剂量治疗,同时最大限度地保护邻近正常组织,这个剂量一般在 8～18Gy(图 2-2)。SRS 增大了肿瘤的致死剂量使靶区外脊髓照射量急剧下降,尤其对于再放疗的病例其放射生物学优势远远大于传统放疗。通常,SRS

可以一次治疗1个或2个脊柱节段,对大范围多节段病变,高能定位照射目前仍不适宜。

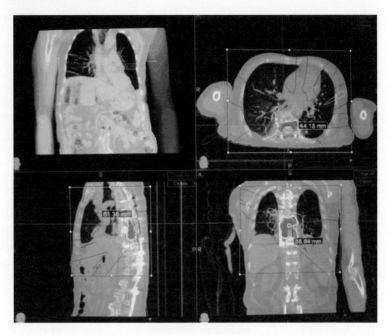

图 2-2　肺癌脊柱转移瘤硬膜外脊髓压迫症行立体定向放疗

受脊髓的放射耐受剂量所限,手术治疗依然是 MESCC 患者的一线治疗方法。MESCC 可以首先采用 SRS 治疗,但这无疑挑战了脊髓的放射安全耐受剂量,增加了放射性脊髓病的风险。SRS 的副作用较少,但放疗剂量增大后放射性椎体骨折已成为最严重和最常见的并发症。

三、MESCC 的开放性手术治疗

MESCC 手术前必须考虑到原发肿瘤的诊断、脊柱稳定性、骨质或肿瘤对脊髓压迫程度、是否是放疗敏感性肿瘤、术后再放疗的复发率、术后神经功能的恶化等问题。手术时机是神经功能预后的重要因素。对 MESCC 患者的手术治疗最好在 24h 内进行。如果神经功能恶化迅速加重,则手术越早越好;若神经功能的恶化程度是逐渐进展的,则手术可以择期进行。脊髓的压迫通常由椎体肿瘤突出到背侧造成,而且还伴有脊柱的不稳定,单纯椎板减压术没有干预到脊柱转移瘤的主要发生部位。学者们提倡一旦放疗失败不建议再手术治疗。随着手术技术的进步,近年来对MESCC 患者治疗更加趋向外科化。

四、MESCC 的微创手术治疗

微创技术正在被广泛应用于 MESCC 的治疗,但必须强调微创技术不能以损失对脊髓压迫的足够释放及脊柱的稳定性为代价。脊柱转移瘤手术的并发症会影响患者生活质量,延长患者卧床时间,降低免疫力,延误辅助治疗,缩短生存期;而微创技术在获得相同手术疗效的前提下不仅减少了出血、周围组织的损伤,降低了术后疼痛,缩短了康复和住院时间,而且能大大降低术后感染等并发症的发生。微创技术的另一优点是不延误辅助治疗,由于没有无效腔、组织坏死及切口不愈合的风险,术后辅助放疗可很快进行。微创技术可以在脊柱转移瘤的治疗中联合或独立应用。目前微创技术越来越得到医生(尤其是肿瘤内科医生)和患者的认可。

五、内镜脊柱手术

开胸手术往往伴有较多的并发症,如肺炎、肺不张、肺栓塞、气胸等,为了减少手术路径引起的皮肤、肌肉、肋骨的损伤,内镜技术正逐渐被运用于胸椎转移瘤的外科治疗。

(一)微创减压术

在脊柱转移瘤适合手术的患者中,大部分选择后路减压内固定术,然而,许多患者并不适合开放手术。微创减压技术最先被运用于腰椎退行性疾病,最近已被用于脊柱转移瘤的治疗。近期研究发现,在不适合标准术式的患者中微创减压术可获得良好疗效。在透视下缓慢置入一个扩张器,并在椎体后部放置一个24mm 的工作通道,如果有疼痛和神经根综合征,神经根减压可以很好地缓解这些症状,如果有必要还可以进行脊髓减压。显微镜下钻孔可以进行经椎弓根切除,这一操作不是为了切除全部的肿瘤组织而是仅达到减瘤目的,在脊髓周围形成一个数毫米的减压区来促进神经功能的恢复。由于脊髓周围安全间隙较小,患者应行术后放疗以防止神经压迫症状的再发。

(二)经皮椎弓根内固定术

脊柱不稳定的理想治疗模式是通过脊柱前路、后路或前后联合入路完成的融合术。然而,如前所述,这些操作的主要缺点是与路径相关的并发症。经皮椎弓根螺钉固定技术(图 2-3)从在脊柱退行性疾病上使用开始,其适应证已经扩展到脊柱转移瘤所致的脊柱不稳定。从生物力学的角度考虑,经皮长段椎弓根内固定似乎更安全,可以将应力分散到全部的脊柱。随着计算机导航技术的发展,术者会更方便将椎弓根钉经皮打入。

(三)椎体增强技术

经皮注射骨水泥材料到转移瘤塌陷后的椎体中,对缓解疼痛非常有效。椎体成形术是把骨水泥直接注射进椎体中,而椎体后凸成形术则先用可膨胀的球囊撑开塌陷椎体,纠正后凸畸形后将骨水泥填充进创建的腔隙内。整体上椎体增强术是安全并有效的,术前对转移瘤患者进行严格精确的筛选非常重要,术后配合对放疗敏感的肿瘤如多发骨髓瘤进行放疗(图 2-4),效果更好。但是必须强调,对已有神经压迫症状的 MESCC 患者不推荐此项技术。可提供一种微创方式稳定脊柱,当结合后路减压和椎弓根钉内固定时,可维持椎体前柱的高度。

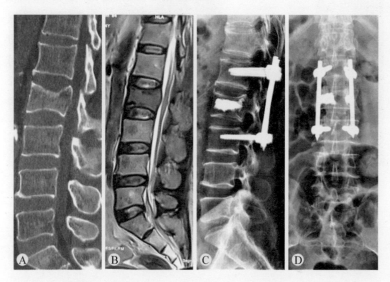

图 2-3　肺癌腰 2 椎体转移瘤后路经皮短节段椎弓根内固定术结合腰 2 椎体成形术

A. 术前 CT 冠状位三维重建片;B. 术前 MRI T_2 加权抑脂 MRI 矢状位像;C. 术后 X 线前后位片;D. 术后 X 线侧位片

(四)射频消融和冷冻治疗

与传统射频消融术相比等离子射频消融术不会产生高温的副作用,被用于椎间盘组织、软骨、滑膜和椎体(后凸)成形术前对椎体内肿瘤的消融。这项技术使用一根等离子射频消融套管经皮穿刺到达肿瘤组织进行烧灼,使组织汽化为氮和二氧化碳。这类探针还有一种凝固模式可用来治疗嗜铬细胞瘤。当肿瘤组织被烧灼完后再用骨水泥填充。

冷冻消融术以前被用于疼痛治疗,解除窦椎神经来源的脊柱小关节疼痛。

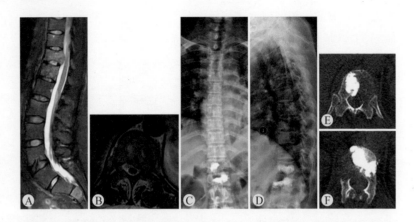

图 2-4　肺癌胸 11、胸 12 椎体转移瘤脊髓压迫行经健侧椎体成形术结合术后三维适形调强放疗

　　A. 术前 MRI T$_2$ 加权抑脂 MRI 矢状位像；B. 术前 MRI T$_2$ 加权抑脂 MRI 冠状位像；C. 术后 X 线前后位片；D. 术后 X 线侧位片；E. 术后胸 11 椎体 CT 扫描片；F. 术后胸 12 椎体 CT 扫描片

六、MESCC 的护理和恢复

　　所有卧床休息的患者都要穿长筒弹力袜并间断进行下肢气动脉冲按摩。常规给 MESCC 的患者(尤其对截瘫患者)皮下注射低分子肝素，防止静脉血栓的发生。术后疼痛会持续一段时间，患者长期卧床可能引发压疮，需要每 2～3h 翻身一次。日常的肠道功能和膀胱功能要密切观察，并相应对症处理，必须对尿失禁患者制定详尽的护理计划。

七、展　望

　　随着癌症患者生存期的延长，脊柱转移瘤所引发的疼痛和脊髓压迫也越来越常见。目前,脊柱肿瘤治疗的发展已进入快速时期,患有 MESCC 的患者通过脊髓减压、脊柱稳定术、放疗可以延长自主活动的时间,甚至使许多丧失活动能力的患者重新恢复活动能力。随着微创外科技术的不断发展,MESCC 患者会有更多微创治疗方式可以选择。通过减少各种技术的并发症,以外科治疗为主导的各学科合作的综合治疗一定会给 MESCC 患者带来更好的治疗效果。

第三章

长骨转移瘤病理性骨折

长骨包括下肢长骨(股骨、胫骨和腓骨)和上肢长骨(肱骨、桡骨和尺骨)。长骨转移瘤占骨转移瘤的 20%～60%,以股骨近端和肱骨近端受累为主,膝关节和肘关节远端骨转移瘤少见。典型的长骨转移瘤患者表现为恶性肿瘤病史和骨骼疼痛。骨骼疼痛主要表现为阵发性疼痛或者夜间痛,疼痛具有持续性、渐进性、严重影响患者睡眠且与体位无关,负重性疼痛或剧烈疼痛提示即将骨折。长骨病理性骨折部位据常见程度依次见于股骨、肱骨和胫骨。骨转移瘤治疗需要外科手术学、放射学和肿瘤内科学等多学科团队合作,目的仅是缓解患者疼痛、恢复患者患肢功能和阻止疾病进展,提高患者生活质量。治疗手段可以分为非手术治疗和手术治疗,患者一般状况允许,预测生存期较长,应积极采取手术治疗。

一、生存因素分析

患者预期寿命对指导长骨转移瘤治疗极其重要。临床上,患者是否需要进行手术主要取决于患者的预期生存期。只有预期生存期大于手术恢复期,患者才能够从手术治疗中获益。患者预期生存期对手术方法选择也有一定的指导作用。预期生存期<3个月是手术的相对禁忌证,应以非手术治疗为主;3～12个月,可进行简单固定与重建,提倡进行恢复期较短的微创手术;>1年,宜进行病灶扩大切除与重建。大体上,影响长骨转移瘤预后的因素主要包括：原发肿瘤组织学类型、骨转移瘤数目、内脏转移和（或）脑转移及病理性骨折等。

二、长骨即将骨折预测分析

据统计，超过 1/3 的长骨转移瘤患者发生病理性骨折，48.2％的患者有前驱症状，83.8％的前驱症状表现为疼痛。因此，恶性肿瘤患者出现四肢剧烈疼痛，应高度警惕长骨病理性骨折的可能。病理性骨折给患者生理和心理造成极大负担，骨折后往往需要较长的时间才能愈合，50％的患者甚至不愈合（尤其对于需要放疗的患者），而且骨折助长肿瘤播散至软组织，促使局部肿瘤复发，打击患者医治信心。骨折预测对指导治疗具有重要意义，及早识别与干预可以降低术中出血量、缩短住院时间并更好地恢复机体功能。预防干预即将骨折的手术相对比病理性骨折手术容易。Mirels 评分系统是预测骨折风险最为常用的评分系统，主要包括四个参数：病灶部位、大小、疼痛程度和类型（表 3-1）。Mirels 评分系统的可靠性高、重复性强，值得推广。

表 3-1　Mirels 评分系统

参数	评　　分		
	1	2	3
部位	上肢	下肢	转子间
大小	<1/3 皮质	1/3～2/3 皮质	>2/3 皮质
疼痛	轻度	中度	重度或功能性
病灶类型	成骨性	混合性	破骨性

总分<8 分，骨折风险<15％，无须预防性固定；总分>8 分，骨折风险>30％，推荐预防性固定；总分＝8，没有建议

三、治　疗

长骨转移瘤的治疗围绕预防病理性骨折和治疗病理性骨折开展,以缓解疼痛和提高患者生活质量为目的。治疗手段主要包括手术治疗、微创治疗和肿瘤内科治疗。

(一)手术治疗

四肢长骨转移是否需要手术干预主要取决于患者的预期寿命,而手术方式的选择除了要考虑患者的预期生存期外,还应考虑解剖学部位(骨干或骨端)、骨转移瘤数目、机械稳定性(病理性骨折或即将骨折)及肿瘤对非手术治疗的反应等。

1. 股骨近端　股骨近端是人体主要的承重部位,行走时承重达体重 3 倍,上楼梯时达 7 倍,并且由于解剖学特点其受机械扭曲也很大。股骨近端骨转移瘤病理性骨折发生率远高于其他部位。对于股骨近端即将骨折和病理性骨折患者,生存期>3 个月,推荐手术。由于股骨近端机械扭曲和轴重较大,因此对解剖复位和承重功能的要求高。根据患者的生理解剖特点可以个体化定制肿瘤假体(图 3-1),更加符合个体解剖力学特点,最大限度地恢复承重和行走功能。术前对整个股骨和骨盆进行 MRI 检查明确病灶范围对手术具有指导意义。若病灶局限于股骨头或股骨颈应采取近端假体置换或股骨距代替髋关节置换;病灶局限于转子间应采用骨水泥长头髓内钉或近端股骨置换;两者均受侵犯,假体置换。

2. 肱骨近端　肱骨不承重,但是手臂的旋转与扭曲力量作用于肱骨近端,这是导致肱骨近端骨折的主要原因。肱骨近端骨松质含量高,尤其对老年骨质疏松患者,难以实现稳定的固定。因此,推荐肩关节成形术治疗肱骨近端转移瘤患者。若病灶局限于肱骨头,采用半关节成形术;若病灶位于骨骺,采用常规假体置换;若病灶侵袭至骨端,需使用肱骨近端肿瘤假体(图 3-2)。

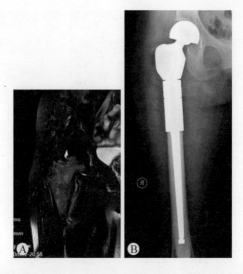

图 3-1　肺癌股骨近端骨转移行瘤体大段切除股骨近端肿瘤假体置换术
A. 术前 MRI 冠状位片；B. 术后 X 线片

3. **长骨干**　长骨干骨转移比长骨近端少，但因承重疲劳（股骨）也易发生病理性骨折。一般状况差、预后不良但对放疗敏感的患者宜进行单纯骨折固定术，不再切开刮除病灶。由于手术暴露有限，因此常使用髓内钉固定（图 3-3）。手术切口远离病灶部位，术后可以立即进行放疗以控制肿瘤进展。一般情况好但对辅助治疗不敏感的患者可以选择更加激进的手术，病灶刮除骨水泥填充髓内钉（图 3-4）或钢板固定。植入髓内钉前，将骨水泥高压注射至髓腔有利于加强固定和预防疾病进展（图 3-5）。止血带捆绑在肢体溶骨病灶水平可以防止骨水泥外漏至软组织，对骨干皮质进行打孔引流减压可以预防高压注射导致的栓塞并发症。肿瘤假体也可以进行插入重建，具有与骨水泥和髓内钉相似的指征，而且假体的长期效果更加可靠。然而，肿瘤假体费用高昂，手术过程复杂限制了假体植入的运用。

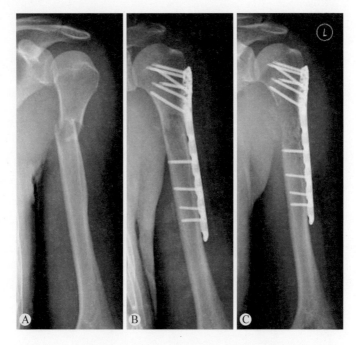

图 3-2　肺癌肱骨近端骨转移行切开复位钢板内固定术后 8 个月骨破坏加重

　　A. 术前 X 线前后位片；B. 术后 X 线前后位片；C. 术后 8 个月 X 线前后位片

　　4. 膝关节与踝关节　膝关节和踝关节负重力呈压缩性,拉伸和旋转力比股骨近端小,因此骨折风险比股骨近端低。病灶累及膝关节干骺端 1/2 以下,宜采用病灶切开刮除＋骨水泥填充和钢板固定(图 3-6);病灶累及干骺端 1/2 以上,提倡进行瘤段切除＋肿瘤假体重建(图 3-7)。胫骨远端切除后,目前没有合适的假体装置能替代胫骨远端踝关节,运用自体或异体骨移植固定踝关节,并用胫骨髓内钉固定最为常用。髓内钉近端固定于胫骨近端,远端固定于距骨和跟骨,以利于早期负重。

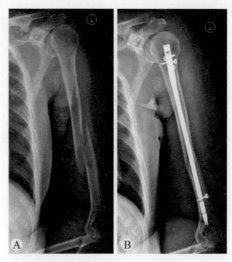

图 3-3　**肺癌肱骨干骨转移伴发病理性骨折行闭合复位非骨水泥型交锁髓内钉固定术**
A. 术前 X 线片；B. 术后 X 线片

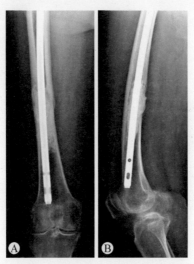

图 3-4　**肺癌股骨干骨转移行病灶刮除骨水泥填充髓内钉固定术**
A. 术前 X 线片；B. 术后 X 线片

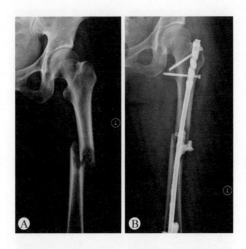

图 3-5　肺癌股骨干骨转移病理性骨折行闭合复位骨水泥填充
髓内钉固定术
A. 术前 X 线片；B. 术后 X 线片

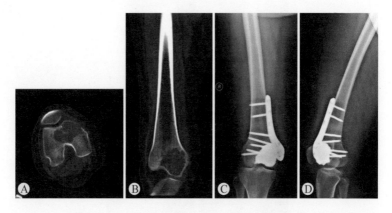

图 3-6　肺癌股骨远端骨转移瘤行病灶切开刮除骨水泥填充钢板固定
A、B. 术前 X 线片；C、D. 术后 X 线片

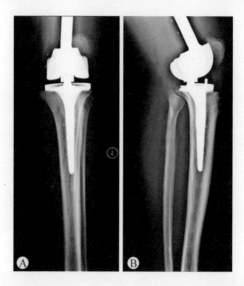

图 3-7　肺癌股骨远端骨转移行瘤段切除膝关节肿瘤假体置换
重建术后 X 线片

5. 肘关节　上肢前臂骨虽不承重,骨折风险低于下肢骨,但患者基本日常生活自理能力的维持需要上肢骨及关节具有相应的功能。髓内钉内固定不适于肱骨远端和桡尺骨近端骨转移(图3-8)。假体置换能明显改善肘关节的功能预后,提高患者的生存质量,但同时手术风险高,适用于预期生存期较长的患者。骨水泥小 T 型钢板能有效固定骨折部位,缓解患者疼痛及改善功能预后,但术后复发概率较大。不适宜接受手术的患者可以接受单纯放疗和姑息性护理。

(二)内科综合治疗

1. 放疗　放疗的目的是缓解疼痛和阻止疾病进展。一般手术后常规进行放疗,提倡微创手术后应立即进行放疗以防止肿瘤发展,常规手术后应待创伤基本愈合(2～3 周)再进行放疗,以防

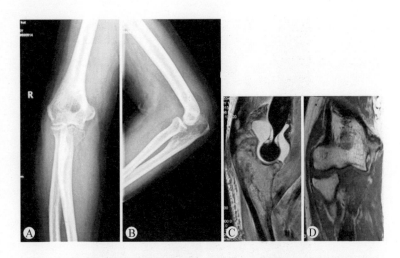

图 3-8　肺癌尺骨近端骨转移行瘤体大段切除尺骨近端肿瘤假体置换术

A. 术后 X 线前后位片;B. 术后 X 线侧位片;C. 术前 MRI 矢状位片;
D. 术前 MRI 冠状位片

止放疗导致创伤不愈合。

　　2. 膦酸盐药物治疗　临床上,唑来膦酸是最有效的二膦酸盐制剂。它能延迟骨转移瘤患者第一次骨相关事件(SRE)时间、降低 SREs 发生率及显著缓解疼痛(表 3-2)。

表 3-2　FDA 批准治疗骨转移瘤制剂临床指南

制剂	癌症类型	剂量	方法	频率	副作用
唑来膦酸	多发性骨髓瘤和实体肿瘤源性骨转移瘤	4mg	静脉内给药,至少超过 15min	3~4 周/次	肾毒性,下颌骨坏死,发热,恶心,便秘,贫血,呼吸困难,低钙血症

（续 表）

制剂	癌症类型	剂量	方法	频率	副作用
帕米膦酸	乳腺癌和多发性骨髓瘤溶骨型骨转移瘤	90mg	静脉内给药，至少超过 2h	4 周/次	肾毒性,下颌骨坏死,低钙血症
伊班膦酸	主要运用于乳腺癌骨转移瘤	4mg	静脉内给药，至少超过 2h	4 周/次	上消化道副作用

四、展 望

　　患者预后决定治疗选择：预期生存期＜3 个月是手术的相对禁忌证,应以非手术治疗为主；3～12 个月,可进行简单固定与重建,提倡进行恢复期较短的微创手术；＞1 年,宜进行病灶扩大切除与重建。但是,目前仍没有统一的预后预测系统。对于一些即将骨折患者需要进行预防性固定。长骨转移瘤治疗需要多学科团队合作。微创是医学发展的趋势,将来一定会有更多的微创技术应用于临床,也许某些微创技术(尤其是精确导航技术)能在治疗中发挥主导作用。

第四章

脊柱转移瘤椎体压缩性骨折

脊柱转移瘤的常见并发症包括椎体压缩性骨折、骨髓压迫及脊柱不稳定。8.5%～20%的恶性肿瘤患者会出现脊髓压迫和(或)由椎体压缩骨折所导致的椎体明显不稳,最好的治疗方式是手术解压及椎体内固定。在恶性肿瘤发生转移的过程中出现的椎体压缩性骨折不仅仅是因为肿瘤直接的骨溶解,放射性治疗、激素治疗、类固醇的使用及肿瘤患者较差的全身状况同样会造成椎体压缩性骨折。伴椎体压缩性骨折肿瘤患者的死亡率明显高于未发生椎体压缩性骨折的肿瘤患者。

一、椎体增强技术的优势

需要强调的是恶性肿瘤的椎体压缩性骨折的自然病程与骨质疏松性压缩骨折明显不同。骨质疏松性压缩骨折转归多为良性,至少1/3患者常能自愈;而伴有恶性肿瘤椎体压缩性骨折患者由于肿瘤骨溶解、骨质疏松症、化疗和放疗、类固醇和芳香化酶抑制剂及抗雄激素的使用带来的骨质流失、营养状况不良,以及整体医疗状况较差等原因良性转归的可能性很低。恶性肿瘤椎体压缩性骨折患者身体条件较差,不易耐受非手术治疗和长时间的卧床制动。而且如果椎体压缩性骨折后不积极治疗,较差的身体状况会影响其他抗肿瘤药物的疗效。同时,由于患者的年龄、并发症及骨质疏松等原因常会造成内固定失败,因此,内固定的使用对于多数恶性肿瘤椎体压缩性骨折患者而言并不是最佳选择。

　　相比之下,椎体成形术或椎体后凸成形术有较为显著的优势(图 4-1、图 4-2),包括:微创手术门诊即可完成,确切且立竿见影的疗效,活检可同时进行,骨水泥聚合产生热量后骨水泥单体的抗肿瘤效果,与开放性减压内固定手术相比明显降低的治疗费用,患者在术后第一天即可以继续化疗及抗凝治疗等。使用放疗治疗椎体压缩性骨折是放射性致敏的抗肿瘤药的禁忌证,而椎体成形术或后凸成形术可以避免此类问题。肿瘤患者的疼痛控制极为重要,镇痛药的减少使用尤其是对阿片类药物的控制降低了药物不良反应,提高了患者的生活质量。椎体成形术同时也降低了使用内固定的并发症,如长期卧床发生深静脉血栓和肺炎等。

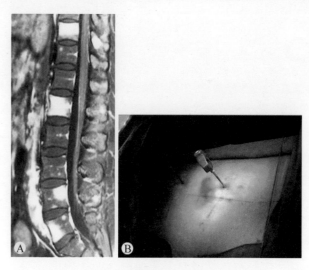

图 4-1　肺癌椎体转移瘤行经皮椎体增强术
A. 术前 MRI T_2 加权抑脂矢状位像;B. 术中

(一)术中结合组织活检的作用

活检是椎体压缩性骨折处理中很重要的一部分,不会增加手

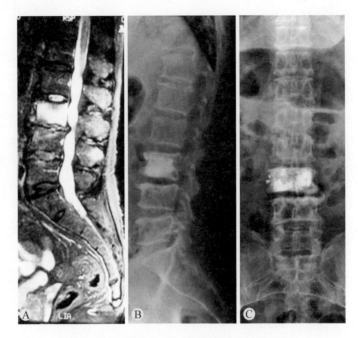

图 4-2　肺癌腰 3 椎体转移瘤行椎体增强术

A. 术前 MRI T_2 加权抑脂 MRI 矢状位像；B. 术后 X 线前后位片；C. 术后 X 线侧位片

术并发症的发生率（图 4-3）。每一次椎体成形术都应行活检，这是因为癌症患者也会因为肿瘤之外的原因发生椎体压缩性骨折。活检能够建立椎体转移瘤的诊断。

（二）术中结合放疗或者射频消融术的作用

放疗是脊柱转移瘤治疗中关键的步骤。放疗能使 60% ～ 70% 的病例减轻病痛并能控制肿瘤。然而放疗的作用不能立竿见影，且不能减轻由骨折引发的机械性疼痛。放疗的不良反应分急性、亚急性和迟发性 3 种。急性的不良反应出现在放疗照射的邻近组织，如皮肤或者消化道上。亚急性的不良反应包括脊髓损

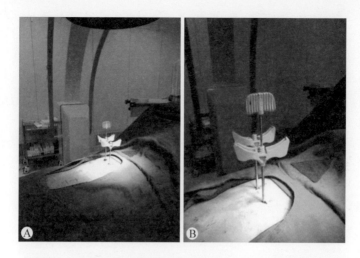

图 4-3　肺癌脊柱压缩性骨折行椎体成形术结合病椎活检术

伤(脊髓炎)、放射诱导的骨折及对骨髓的毒性作用。晚期迟发的
不良反应包括继发性恶性肿瘤。由放疗不良反应引发的大部分
并发症都很难治疗,因此,考虑到恶性肿瘤患者对任何并发症的
承受能力均较低,放疗的适应证必须认真评估。另外,如果由于
脊柱转移瘤造成脊髓压迫或者脊柱不稳定等原因需要在放疗后
进行开放性手术治疗,那么手术后切口不愈合、脑脊液漏和假关
节形成等问题会倍增。椎体成形术或后凸成形术在提高脊柱稳
定性和预防放疗引发的骨折方面很有作用。

　　另一方面,一些严重椎体压缩性骨折的患者由于疼痛剧烈而
无法接受放疗。这些情况下,椎体成形术可以在不延迟放疗的情
况下取得即刻止痛效果。椎体成形术与放疗结合对一些恶性疾
病患者而言是一种较新的治疗模式,椎体成形术可即刻获得止痛
效果,而放疗则可以控制肿瘤发展。椎体成形术的优势在于:建
立诊断,缓解病痛,骨水泥可为将来的放疗提供定位参考,与放疗
相比发生脊柱僵化程度的可能性更低。现阶段,对椎体成形术的

质疑包括：脊柱转移瘤一旦接受放疗，前面的多次椎体成形术将被认为是不必要的；当脊柱转移瘤存在硬膜外脊髓压迫时，椎体后凸成形术球囊膨胀时将肿瘤推向椎管内的风险增大。脊柱肿瘤射频消融术是现在医疗设备上较新的方法，属于微创手术，并可以与椎体成形术或后凸成形术结合使用。脊柱肿瘤射频消融产生的热效应能够引起肿瘤收缩并且促进骨水泥更好地分布到肿瘤床。然而，脊柱肿瘤射频消融术仅限制于在距脊髓和神经根安全距离的脊柱转移瘤上使用。

二、结　论

尽管恶性肿瘤一旦转移到脊柱会带来诸多不利的影响，然而随着医学技术的进步，越来越多的癌症患者能够幸存下来。目前，有足够的证据显示，椎体成形术（尤其是球囊后凸成形术）是一种可以为有症状的椎体压缩性骨折患者提供减少病痛的有效方式。减少病痛改善患者生活质量并不仅仅是一个健康的问题，同时还是降低并发症、减少开支的问题。手术方式的选择虽然有争议，但目前与椎体成形术相关的高质量文献报道尚不充分，因此就癌症患者情况而言，文献更支持采用球囊后凸成形术，这是因为球囊后凸成形术并发症较低，并能更好地恢复椎体高度。无论是椎体成形术还是球囊后凸成形术，病理活检必须按要求进行。椎体增强技术结合放疗或者射频消融术可能成为今后一种新的治疗模式。

第五章

颅内压增高综合征

颅内压是指颅腔内容物对颅腔内壁的压力,正常成人为 80~
180mmH$_2$O。在病理状态下,压力超过 200mmH$_2$O 时即为颅内
压增高,常以头痛、呕吐、视盘水肿为主要表现,是颅内多种疾病
所共有的临床综合征,可分为弥漫性颅内压增高和局限性颅内压
增高。肺癌脑转移所引起的颅内压增高多为后者,易发生脑疝而
危及生命,因此必须进行及时的诊断和治疗。

一、发病机制

成人颅腔的容积是固定不变的,为 1400~1500ml,颅腔内容
物主要为脑、脑脊液和血液,当某种内容物体积增加时,其他两种
内容物即代偿性缩减,以维持颅内压的稳定。脑组织的体积在短
期内不可压缩,因此代偿主要依靠脑脊液或脑血流量的减少,但
是这种代偿也是有限的,为颅腔容积的 8%～10%,当颅腔内容物
体积的增加超过这一代偿容积就会导致颅内压增高。肺癌脑转
移属于颅腔内额外增加的内容物,除本身的占位效应外,还会在
病灶周围形成明显的脑水肿,进一步使颅内压增高。

二、病理生理

机体在颅内压增高的发生与发展过程中,主要通过颅腔内容
积代偿和脑血流量的调节来维持正常的生理功能。

(一)颅腔的容积代偿

1. 减少颅内血容量　通过收缩脑血管,减少血液进入颅内。由于脑组织需要一定的血流量以维持正常的生理功能,此种代偿方式作用有限。

2. 减少颅内脑脊液量　通过将颅内脑脊液挤入椎管、收缩脉络丛血管使脑脊液分泌量减少和增加脑脊液的吸收等途径减少颅内脑脊液量。

(二)脑血流量的调节

脑血流量＝脑灌注压/脑血管阻力。在颅内压增高的情况下,脑灌注压下降,脑血流量减少,脑组织缺氧,机体通过脑血管自动调节和全身血管加压反应两种方式进行脑血流量的调节。

1. 脑血管自动调节　当颅内压不超过 35mmHg,脑灌注压不低于 40～50mmHg,脑血管可根据血液内的化学因素(主要为动脉血二氧化碳分压)进行调节而产生收缩或舒张,使脑血流量保持相对稳定。动脉血二氧化碳分压在 30～50mmHg 每上升 2mmHg,脑血管舒张可使脑血流量增加 10%。

2. 全身血管加压反应　当颅内压超过 35mmHg,脑灌注压不足 40mmHg 时,脑血流量减少到正常的 1/2 以下,脑组织处于严重缺氧状态,二氧化碳分压多在 50mmHg 以上,脑血管自动调节功能基本丧失。此时,机体通过自主神经系统的反射作用,使全身周围血管收缩,血压升高,心搏出量增加,以提高脑灌注压,改善脑组织血供。与此同时,呼吸变得深慢,使肺泡内气体得到充分交换,以提高血氧饱和度。

三、临床表现

肺癌脑转移所致颅内压增高的症状与转移灶的部位、体积和发病病程有关。一般来说,体积越大、越靠近中线或小脑、病程越长,颅内压增高越明显,主要表现在以下几个方面。

(一)头痛

逐步加剧的头痛是肺癌脑转移患者最为常见的症状。头痛性质多为持续性钝痛、胀痛或撕裂样痛,用力咳嗽、打喷嚏、排便等能够诱发颅内压增高的因素可使头痛出现或加重。头痛的部位常可提示转移瘤的位置,如额颞部头痛常提示转移瘤位于幕上,枕后头痛则提示转移瘤位于颅后窝。

(二)呕吐

颅后窝转移瘤易引起呕吐,可能为迷走神经根或其核团受颅内压增高刺激所致。呕吐多在头痛剧烈时发生,常呈喷射状,与进食无关,伴有或不伴有恶心。

(三)视盘水肿

较长时间的颅内压增高可因眼静脉回流受阻而出现视盘水肿,早期表现为视盘充血,边缘模糊,中央凹陷消失,静脉迂曲,严重者可见视盘周围火焰状出血。若颅内压增高长期不缓解,则出现继发性视神经萎缩,表现为视盘苍白,视力进行性减退,甚至失明。视盘水肿对于颅内压增高的诊断具有重要价值,但急性颅内压增高并不一定出现视盘水肿。

(四)意识障碍

意识障碍的发生通常认为与大脑皮质、脑干的网状结构缺血、缺氧有关,多见于急性颅内压增高患者,最初可表现为嗜睡,随着病情的进展意识障碍逐渐加重,直至深昏迷。

(五)生命体征的改变

颅内压迅速增高时可见血压增高,脉搏变缓,若压力继续增高,脉搏可以增快。呼吸多不规则,可表现为深而慢或浅而快,也可出现潮式呼吸。生命体征的上述改变系机体对颅内压增高的代偿或脑干、丘脑下部受累的表现。

(六)脑疝

颅内病变所致的颅内压增高达到一定程度时,可使一部分脑组织移位,通过一些孔隙,被挤至压力较低的部位,即为脑疝,是颅内压增高的严重后果。临床上最常见的是小脑幕切迹疝和枕骨大孔疝。

1. 小脑幕切迹疝　部分颞叶和脑中线结构经小脑幕切迹向下疝入脚间池,多见于幕上转移瘤,可表现为意识障碍的进行性加重、动眼神经麻痹、锥体束征和生命体征的改变。

2. 枕骨大孔疝　小脑扁桃体经枕骨大孔疝入颈椎管内,多见于颅后窝转移瘤,表现为枕下疼痛、颈强直、后组脑神经受累和生命体征的改变。慢性型生命体征变化不明显,急性型生命体征改变显著,迅速发生呼吸和循环障碍。

(七)其他

颅内压增高时还可出现癫痫大发作、单侧或双侧展神经麻痹、头皮静脉怒张等表现。

四、诊　断

头痛、呕吐和视盘水肿是颅内压增高的三主征,也是诊断的重要依据,但是临床上三主征全部具备者并不多见,患者最早出现也最为多见的症状是头痛,对于有头痛主诉者,应想到颅内压增高的可能。对头痛伴有呕吐,特别是头痛对解热镇痛药无效而对脱水降颅压效果明显时,高度提示颅内压增高的存在。颅内压增高的诊断不仅要明确颅内压增高的存在,同时还要鉴别引起颅内压增高的病因,有的尚需确定病变部位,头颅 CT、MRI 等影像学检查是主要手段,其对于颅内压增高的病因诊断和定位诊断具有重要价值。

(一)眼底检查

视盘水肿是颅内压增高的有力佐证,在典型的视盘水肿出现之前,常有眼底静脉充盈扩张、搏动消失,眼底微血管出血,视盘上下缘可见灰白色放射状线条等改变,对于疑似病例应积极追踪眼底动态改变。

(二)头颅 X 线摄片

颅内压增高时可见颅骨骨缝分离、脑回压迹增多、蝶鞍骨质吸收、颅骨板障静脉沟纹和蛛网膜颗粒压迹增多加深等征象。但上述典型征象多在较长时间的颅内压增高情况下才会出现,因此诊断价值有限。

(三)腰椎穿刺

腰椎穿刺是神经系统疾病重要的诊断和治疗方法,可以直接测量脑脊液压力并留取脑脊液做化验,脑脊液细胞学检查可见恶性肿瘤细胞。但对于颅内压明显增高的患者,腰椎穿刺有诱发脑疝的危险,应尽量避免。

(四)头颅 CT

头颅 CT 是诊断颅内占位性病变的首选辅助检查措施。肺癌脑转移以血行转移为主,因此病灶常为多发,也可见单发,多位于幕上,其典型头颅 CT 表现为:结节状病灶,其内有坏死液化,周围有较明显不规则形水肿带。根据典型的 CT 表现并结合临床症状及病史,可明确肺癌脑转移所引起的颅内压增高(图 5-1)。

(五)头颅 MRI

MRI 在肺癌脑转移的诊断方面优于 CT,可显示 CT 不能发现的小转移灶,尤其对于脑干和颅后窝病灶的发现更有优势,随着 MR 的普遍应用,越来越多的肺癌脑转移的典型头颅 MRI 表现为长 T_1、长 T_2 异常信号,病灶周围明显不规则水肿,肿瘤坏死区在 DWI 序列上呈低信号。增强扫描病灶可表现为结节状强化及环形强化,部分病灶中心坏死、囊变可呈不均匀强化。目前头颅 MRI 检查已经成为诊断肺癌脑转移最有力的证据(图 5-2,图 5-3)。

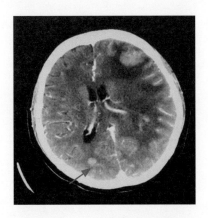

图 5-1　CT 示多发脑转移瘤
增强后显示病灶大小不一,周围有较明显不规则形水肿带

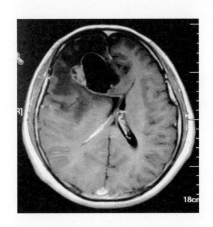

图 5-2　MRI 轴位像
可见囊实性转移灶,以囊性为主,伴周围水肿

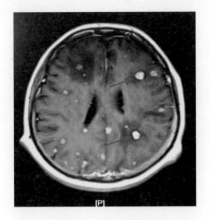

图 5-3　MRI 轴位像

可见多发脑转移灶,周围水肿轻重不一

(六)神经系统局灶性症状的定位诊断价值

肺癌脑转移除可导致颅内压增高外,还可引起视力障碍、听力障碍、偏瘫、失语等症状,这些神经系统局灶性症状的出现与病灶的生长部位相关,有助于肺癌脑转移的定位诊断。病灶位于额叶主要表现为精神症状,位于颞叶主要表现为失语、视野缺损和颞叶癫痫,位于顶叶主要引起皮质性感觉障碍,位于枕叶可出现视觉障碍,位于小脑主要表现为共济失调,位于脑干则以脑神经麻痹和肢体瘫痪为主要症状。

五、治　疗

肺癌脑转移所致颅内压增高多属于缓慢进展型的,除了对转移灶进行针对性治疗外,常采用以下治疗方法。

(一)一般治疗

颅内压增高患者应卧床休息,避免颈部扭曲和胸部受压,以利于颅内静脉回流。密切观察意识、瞳孔、呼吸、血压、脉搏及体温的变化,有条件者可行颅内压监护,以指导治疗。

(二)降低颅内压

1. 脱水降颅压

(1)限制液体入量:每日液体入量应限制在 1500～2000ml,同时减慢输液速度。

(2)渗透性脱水:通过提高血浆渗透压,造成血液与脑组织、脑脊液间的渗透压差,使脑组织、脑脊液的水分向血液转移,从而使脑水肿减轻,脑体积缩小,颅内压降低。常用的渗透性脱水药有 20%甘露醇和 10%甘油果糖。

(3)利尿性脱水:通过抑制肾小管对钠和氯离子的再吸收而产生利尿脱水作用,导致血浆渗透压增高,从而间接使脑组织脱水,降低颅内压,但其脱水作用较弱,且易引起电解质紊乱,故很少单独使用。常用的利尿药有呋塞米、乙酰唑胺、利尿酸钠等。脱水降颅压需注意水、电解质紊乱,严重休克,心、肾功能障碍禁用脱水药。

2. 肾上腺皮质激素　肾上腺皮质激素有稳定细胞膜、修复血脑屏障、降低毛细血管通透性、减少脑脊液生成等作用,因此可有效降低颅内压,治疗时应注意预防应激性溃疡、感染等并发症。

3. 低温疗法　低温可保护血脑屏障、保护细胞膜、降低脑代谢率和耗氧量,因此使用药物和物理方法使患者体温降低可达到防治脑水肿、降低颅内压的疗效。按低温程度可分为轻度低温(33～35℃)、中度低温(28～32℃)、深度低温(17～27℃)和超深低温(<16℃),临床上一般采用轻度或中度低温,统称为亚低温。使用低温疗法时需注意预防休克、冻伤等并发症,故临床上低温疗法很少用于该类患者。

4. 减压手术　上述内科治疗方法无法有效降低颅内压或颅内压增高导致脑疝形成时可选择手术治疗,手术方式包括侧脑室穿刺引流术、脑脊液分流术、颞肌下减压术、枕下减压术等。

(三)病因治疗

对症治疗的同时要积极寻找导致颅内压增高的病因,在肺癌脑转移的诊断明确后,根据患者的具体情况,肿瘤的病理类型、生长部位、大小等确定个体化的综合治疗方案。

1. **手术治疗**　手术可以切除转移病灶,迅速缓解神经系统症状,并明确病理诊断,为进一步治疗方案的选择提供依据。对于肺癌脑转移是否采用手术治疗目前尚无明确指标,一般参考转移病灶的数目,转移病灶小于 3 处可以考虑手术,转移病灶大于 3 处一般不适宜行手术治疗。但是对于多发病变且其中一处严重危害患者生命的,在家属态度积极的情况下可以给予手术,根据病变性质采取肿瘤全切或大部分切除(图 5-4,图 5-5)或者行 Ommaya 囊穿刺置管(图 5-6,图 5-7)。

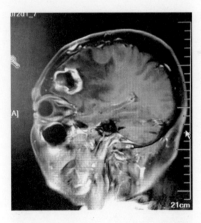

图 5-4　额叶脑转移瘤行开颅肿瘤全切手术

2. **全脑放疗**　对于无法手术切除的单发或多发转移瘤可选择行全脑放疗,全脑放疗也可以作为手术或立体定向放疗后的辅助治疗。

3. **立体定向放疗**　立体定向放疗具有定位精确、剂量集中、疗效可靠、安全快速、非侵袭性、损伤小、恢复快等优点,可以快速控制局部肿瘤进展,缓解神经系统症状。

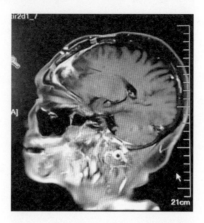

图 5-5　术后 MRI 复查显示肿瘤基本消失

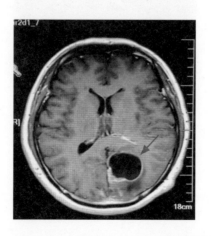

图 5-6　枕叶囊性转移瘤行 Ommaya 囊穿刺置管术

　　4. 化疗　传统观点认为化疗药物难以透过血脑屏障,对肺癌脑转移的治疗效果有限,但最近的研究表明,转移瘤可破坏血脑

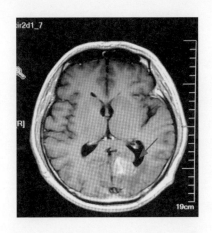

图 5-7　术后 MRI 复查显示囊性病变消失

屏障,允许化疗药物进入,使得化疗可以在肺癌脑转移的治疗中发挥重要作用。化疗可应用于各脏器多处转移、脑部局限型转移灶的患者和不适宜手术及立体定向放疗的患者,以及脑转移瘤复发的患者。此外,化疗还可以作为手术、全脑放疗和立体定向放疗的辅助治疗。

　　5. 分子靶向治疗　近年来,随着癌细胞转移基因、相关细胞受体等研究的不断发展,靶向药物的研究取得一定进展,已成为治疗肺癌脑转移的重要手段之一。靶向药物比一般化疗药物更容易进入血脑屏障,可选择性阻断肿瘤细胞的表皮生长因子受体信号通路,从而对肿瘤细胞的生长及转移进行抑制。此外,靶向药物与放疗联合还具有良好的协同和增敏作用。

第六章

恶性胸腔积液

恶性胸腔积液（malignant pleural effusions，MPE）是一种常见的晚期恶性肿瘤的并发症。尽管所有恶性肿瘤都可以导致恶性胸腔积液的发生，但肺癌是最主要的病因。约 40％的恶性胸腔积液是由肺癌引起的，其次是乳腺癌，占 25％，还有约 15％的恶性胸腔积液不明原因。出现恶性胸腔积液时，患者的平均生存时间是 6 个月，但在肺癌、乳腺癌及卵巢癌患者可能生存时间会更长。治疗恶性胸腔积液应遵循如下原则：避免重复的操作和反复入院治疗；尽量减少患者的不适和不良反应；减少胸腔积液的复发。采用何种治疗方法应因人而异，尤其要考虑患者的身体条件和生存期。

一、恶性胸腔积液的病因

脏层和（或）壁层胸膜受到肺癌的直接侵犯或转移是导致恶性胸腔积液的原因，脏层胸膜受累比壁层胸膜受累更常见，其中脏层胸膜出现转移是最主要的原因。导致恶性胸腔积液的肺癌类型绝大多数是腺癌，鳞癌所占比例很小，仅占 5％。恶性胸腔积液产生的机制：肿瘤产生的血管内皮生长因子导致胸膜血管通透性增加；淋巴管回流受阻，正常情况下淋巴管回流 2～3L/d；胸膜静脉血管受到肿瘤侵犯或转移，静脉压升高，渗出增加；肿瘤本身产生积液，这种情况罕见。

二、恶性胸腔积液的诊断与评估

(一)临床表现

胸闷、咳嗽及胸痛是恶性胸腔积液的典型症状。胸闷是由于同侧肺容量的减少及纵隔向对侧偏移。胸闷症状严重程度主要取决于积液产生的速度而非积液的量。咳嗽多为刺激性干咳,由胸腔积液刺激压迫支气管壁所致。胸痛是由于壁层胸膜、肋骨及其他肋间结构受到肿瘤侵犯引起的。由于合并恶性胸腔积液时均为晚期肿瘤患者,故此贫血及体重减轻等症状也较为常见。也有少数恶性胸腔积液患者没有症状或仅有轻微不适。N2 期肺癌患者合并胸腔积液多为恶性胸腔积液。通常恶性胸腔积液的量大于 500ml,因此,临床体征主要是叩诊浊音或实音,呼吸音的减弱,甚至消失。

(二)影像学检查

胸部 X 线检查是评估胸腔积液多少的最常用方法。少量积液(200~500ml)表现为肋膈角变钝;中等量积液,肺野中下部呈均匀致密影,呈上缘外高内低的凹陷影;大量积液患侧全呈致密影,纵隔向健侧移位。

胸部 CT 对于诊断少量积液、胸膜病变还是肺实质病变有帮助。还有,CT 引导下胸膜穿刺活检对于诊断非常有意义。PET 对于诊断恶性胸腔积液能够提供更多的信息,但不能代替病理学诊断。有学者报道,PET/CT 诊断恶性胸腔积液的敏感性(真阳性率)是 70%,特异性(真阴性率)是 90%。

超声波探查能够帮助胸腔积液穿刺定位,减少气胸的发生率。亦有助于对包裹性积液的范围及量的判断。

(三)胸腔积液常规与生化检验

大多数情况下恶性胸腔积液是渗出液(85%~95%),血性胸腔积液基本上是恶性胸腔积液。酶学检查中恶性胸液乳酸脱氢酶(LDH)可升高,当胸液 LDH/血清 LDH>3.0 时,可以基本确认为恶性胸液。但应排除血性胸液有溶血,此时胸液 LDH 值亦可升高。肿瘤标志物测定具有较高的诊断参考价值,如癌胚抗原(CEA)、糖链抗原(CA242、CA125、CA19-9、CA50)、肺癌细胞角蛋白 CYFR21-1 等指标的测定,都非常有助于诊断。胸液微量元素测定:恶性胸液中铜、铁含量明显高于良性胸液,当胸液中铜/锌>2 时高度可疑恶性胸液,胸液铁蛋白>20μg/L 有重要意义。约 1/3 恶性胸腔积液的 pH<7.3,而且同时葡萄糖浓度低于 60mg/μl。这种情况通常预示着积液已经存在较长一段时间,较大的肿瘤负荷及胸膜纤维化的存在。pH 和葡萄糖水平越低,意味着预后越差,而积液中反而容易找到脱落的肿瘤细胞。

(四)细胞与组织病理学检查

胸腔积液脱落细胞病理学检查是诊断恶性胸腔积液最简单的方法。但是阳性结果差别较大,与病变程度、肿瘤的特性有关。初次化验只有约 50%的阳性率,反复送检也很难超过 70%的阳性率。如果脱落细胞学无法明确诊断,可以考虑进行 B 超或 CT 引导下胸膜穿刺活检,两者结合可以提高诊断率达 75%。如果采用上述两种方法仍不能明确诊断,建议行电视胸腔镜(VATS)下胸膜活检术。该方法可以直接观察整个脏壁层胸膜并对病变部位进行活检,有报道可将诊断率提高到 90%~100%。电视胸腔镜的出现使得常规开胸胸膜活检术已很少应用,除非希望胸膜活检和胸膜剥脱同期进行。气管镜检查对于恶性胸腔积液的诊断没有太大意义。

三、鉴别诊断

类恶性胸腔积液(para-malignant pleural effusions)是一种恶

性肿瘤相关性胸腔积液,但积液中没有恶性肿瘤细胞的存在。对于肺癌患者,支气管阻塞导致远端肺炎、肺不张是产生类恶性胸腔积液的主要原因。纵隔区域放疗、肺萎陷及低蛋白血症也会导致肺癌患者产生类恶性胸腔积液。若肿瘤患者合并心、肾功能衰竭也可造成类恶性胸腔积液。与恶性胸腔积液不同,对于一些合并类恶性胸腔积液的肺癌患者是有机会接受根治性手术切除的。

四、恶性胸腔积液的治疗

恶性胸腔积液的治疗有非常重要的意义而且是一项非常具有挑战性的工作。恶性胸腔积液的出现意味着疾病已至晚期,加之此前多种治疗方法的应用,此时患者身体条件已经非常复杂[存在多脏器的转移和(或)功能减退]。因此,慎重选择治疗方法非常重要。治疗的原则是缓解胸闷的症状、提高生存质量及减少胸腔积液的复发。而且,没有一项治疗方法是普遍适合的、具有绝对优势的,应该结合患者的年龄、身体条件、疾病情况及预期生存时间,选择合适的治疗方案。

(一)全身治疗

合并少量胸腔积液的患者可首先选择全身化疗,尤其对那些胸腔积液中没有找到癌细胞、小细胞肺癌的患者,优先选择化疗。然而,对于中到大量胸腔积液患者,全身化疗可能达不到控制胸腔积液的效果,应结合应用局部处理的方法。

(二)局部治疗

1. 胸腔穿刺术(thoracentesis)　对于所有初治的恶性胸腔积液的患者均应行胸腔穿刺术,不仅仅是为了疾病的诊断,更为重要的是判断胸闷的症状是否由胸腔积液引起的。如果胸腔穿刺抽液后,患者胸闷、气短症状无法改善,应排除是否存在肺栓塞、纵隔淋巴结肿大压迫气道致其狭窄及肺萎陷等并发症。胸腔穿刺术简单易行,对于中到大量的积液可以选择盲穿,小到中量的应在超声或 CT 引导下进行,以提高穿刺的准确性及减少穿刺的并发症。穿刺点应选择肋骨的上缘,避免损伤肋间神经及血管。每次抽取积液的量没有统一的规定,美国胸外科协会建议每次抽液 1.0～1.5L,只要患者没有出现气短加重、剧烈咳嗽及胸痛等症状。结合国人特点,对于中到大量胸腔积液的患者每次缓慢抽取 0.5～1.0L 是安全的,抽液时不宜快,让患者有一个逐渐适应的过程,这一点很重要。

虽然胸腔穿刺能快速缓解症状,但胸腔积液的复发又无法避免。因此,长期反复进行胸腔穿刺是不合理的。一方面增加患者反复入院的次数和不适性,另一方面增加胸腔感染及气胸的机会。对于可能较长时间存活的患者,反复胸穿会导致液气胸的发生,并导致胸膜增厚。但是,对于预计生存期只有数周的患者,尤其是那些伴有急性呼吸衰竭的患者,胸腔穿刺又是一个可行的治疗方法。

2. 留置细管引流(indwelling pleural catheters) 胸腔内经皮穿刺放置引流管治疗恶性胸腔积液也是一种常用的治疗方法,尤其在肿瘤内科,已广泛使用。一般选择双腔中心静脉导管(7Fr)或细的猪尾巴导管(8～10Fr)。导管远端连接引流袋,一般不使用负压装置。这种方法易于管理,对患者及家属稍加培训后可于家庭中使用,可自己控制引流的量,而且患者感觉较为舒适,不影响社交活动。经过持续引流,一些患者的胸膜自行发生胸膜粘连,显著减少了胸腔积液,最终可拔除引流管。故此,留置细管引流后,在患者能够耐受的情况下,建议持续引流,有利于肺膨胀,以便于胸膜粘连。细管引流很少发生严重的并发症,一般也不会导致胸腔内感染。若带管时间达数周之久,为减少胸内感染,建议引流管在皮下潜行一段(约5cm)再进入胸腔。如果留置细管引流后没有发生自发性胸膜炎,引流液量持续较多,则需要更换其他疗法。

3. 胸腔闭式引流术(chest tube thoracostomy) 胸腔闭式引流术是胸外科专业的一项基本操作,需要胸外专科医生完成。绝大多数情况下,放置位置选择腋前线或腋中线第五或第六肋间。男性患者基本是在乳头水平,而女性患者基本是在乳房下缘水平。胸管一般选择28Fr,连接水封瓶,并给予$-15\sim-20cmH_2O$负压吸引。胸腔闭式引流及负压吸引装置的优点在于能够充分引流积液,并维持胸腔内负压状态,促进肺膨胀,为形成胸膜粘连创造条件。单纯应用胸腔闭式引流装置治疗恶性胸腔积液的效果并不理想,因此经引流后肺能够完全复张者,则建议同时行胸膜粘连术,两种技术结合起来能够有效控制恶性胸腔积液。

4. 化学性胸膜粘连术(chemical pleurodesis) 胸膜粘连术的目的是促使肺脏壁层胸膜粘连,消灭胸膜腔,以控制积液的产生。经充分引流后肺复张良好,是行胸膜粘连术的前提条件。在肺复张不完全的情况下,应用化学粘连剂会促使胸膜表面纤维板的形成,进而阻碍肺的复张。行胸膜粘连术时还应考虑患者的生存期,至少在1~2个月以上。到目前为止,已经有多种硬化剂应用于胸膜粘连固定术。从抗生素、抗肿瘤药物到免疫调节制剂等,它们各有优缺点。选择的原则是综合考虑药物的有效性、经济性及不良反应等因素。

5. 免疫调节制剂

(1)白介素-2(IL-2)可诱导 Th、Tc 细胞增殖,激活 B 细胞产生抗体,活化巨噬细胞,增强 NK 细胞和活化的杀伤细胞活性,诱导干扰素的产生。研究表明,癌性胸液中含丰富的浸润淋巴细胞(TIL),激活后对自体肿瘤细胞具有很强的细胞毒活性。胸内用 rIL-2 等可起到体内培养、激活胸液中 TIL 的作用,且更能充分发挥药物、TIL 及产生的细胞因子的作用。

(2)香菇多糖具有较广的抗肿瘤谱,并有抑制肿瘤转移的作用,其抗肿瘤作用并非直接的细胞毒作用,而是通过宿主的免疫功能起作用;同时,香菇多糖能激活胸腔内渗出的免疫细胞,间接杀伤肿瘤细胞,兼有刺激胸膜粘连固定,减少肿瘤血管通透性及阻碍肿瘤血管形成等作用,从而达到控制胸腔积液的目的。

6. 滑石粉(talc) 滑石粉是最早使用的胸膜粘连硬化剂,第一位使用者是著名的加拿大胸外科医生白求恩。滑石粉是最有效的粘连硬化剂,成功率可达 80%~95%。滑石粉是一种矿物质,应选择不含有石棉成分的品种,很容易在药店购买到,也非常便宜,在使用前,应给予高温灭菌。滑石粉虽然有效性高,但其不良反应也相对较大,主要表现为发热,一般持续 4~12h,但很少超过 72h,给予解热对症处理即可。胸痛也较为常见,一般也不严重,可同时胸腔内注入盐酸利多卡因。较为少见的并发症是滑石粉可引起急性呼吸窘迫综合征,甚至危及生命。其机制目前尚不明确,但有报道认为与滑石粉吸收后导致炎症介质释放有关。因此,对于肺功能较差的患者,高龄患者应减少滑石粉的用量。

滑石粉可经胸腔留置管注入,一般以 50~100ml 盐水+10ml 2%利多卡因稀释 5g 滑石粉,搅拌成匀浆后缓慢注入胸膜腔。夹闭胸腔引流管 3~4h,期间嘱患者在床上翻转身体,以利于滑石粉匀浆均匀分布在肺表面。然后,打开引流管,并连接$-20cmH_2O$负压吸引。当胸腔引流量小于 200ml/d(3~5ml/kg)时可拔除引流管。

7. 电视胸腔镜下滑石粉胸膜粘连术 有一些恶性胸腔积液的患者无法明确病理学诊断,全身状况较好可耐受全身麻醉及单肺通气,此时可以考虑电视胸腔镜下胸膜活检术,同时可彻底打通胸膜腔内的分隔,充分引流包裹性积液,使肺完全膨胀,为胸膜粘连创造条件。然后将 5g 滑石粉均匀喷洒在脏壁层胸膜表面。上下胸腔各放置 1 根引流管(28Fr),术后给予$-20cmH_2O$负压吸引,当胸腔引流量小于 200ml/d(3~5ml/kg)时可拔除引流管。

8. 胸腔热灌注法(intrapleural hyperthermic perfusion) 胸腔热灌注法是治疗恶性胸腔积液的一种新方法。一般采用循环 43℃温生理盐水灌注胸腔 60min。热灌注治疗是加热治疗肿瘤的一种方法,通过胸腔加热治疗可使肿瘤细胞发生变性甚至坏死,可使放疗、化疗增敏。热疗与抗癌药物联合能产生协同作用,其机制为:加温破坏了细胞膜的稳定性,使膜的通透性增加,有利于药物的渗透和吸收,提高细胞内药物浓度和反应速度,增加细胞DNA 的损伤,可抑制肿瘤组织对化疗药物引起 DNA 损伤的修复,增强化疗药物对肿瘤细胞敏感性。具体疗效,需要大样本研究的结果。

9. 光动力疗法(photodynamic therapy)　光动力疗法的机制是机体摄取光敏剂后的一定时期内,光敏剂于肿瘤组织内形成相对高浓度,再经一定波长的光照射肿瘤,激发氧分子产生氧化能力极强的活性单态氧及自由基破坏肿瘤细胞,引起肿瘤组织坏死,进而达到治疗肿瘤的目的,对肿瘤滋养血管的损伤尤为明显。这是一种新的疗法,还在探索阶段。

第七章

恶性心包积液

心包由脏层和壁层组成,两层之间为心包腔,正常生理情况下心包腔内有 10～30ml 液体起润滑作用。积液超过 50ml 即为病理性心包积液。恶性心包积液(malignant pericardial effusions)是恶性肿瘤患者常见并发症之一,原发于心包的恶性肿瘤非常少见,绝大多数恶性心包积液是转移瘤引起。心包转移瘤最常见于肺癌(35%),其次是乳腺癌(25%)、淋巴瘤(11%)及白血病(5%)。心包腔内积液不断增多,使得心包内压力升高,达到一定程度后,心室舒张功能受限,心搏出量下降,导致心排血量减少,最终引起心脏压塞(cardiac tamponade)。心脏压塞可迅速危及生命,需紧急处理。肺癌合并恶性心包积液时,患者的平均生存期是 2～5 个月。心包积液中找到肺癌细胞时比没有找到肺癌细胞者预后更差。

一、临床表现

心包积液产生的速度是引起症状的最主要原因。呼吸困难是最常见的症状,咳嗽、疲劳、胸部不适也较常见。肺癌导致心包恶性积液,由于喉返神经受侵犯可出现声音嘶哑,膈神经受侵犯可出现呃逆等症状。晕厥的发生预示着心脏压塞。心动过速是心包积液常见的体征,也可以是唯一的体征。Beck 三联征(心音遥远、颈静脉怒张和脉压减小)是心包积液最典型的体征,尤其是急性心脏压塞(发生在数分钟至数小时内);然而,对于恶性心包积液,通常发生在数天到数周内,Beck 三联征并不常见。

二、诊　断

(一)X 线

少量积液(200～300ml)不易发现,侧位胸片可见心影向后增大,下腔静脉影消失;中等量至大量心包积液 X 线诊断比较容易:心影增大,心缘上的弧段分界不清,大血管影缩短,心包向两侧扩张,呈烧瓶状。

(二)心电图

心包积液时心电图可表现为正常,低电压,非特异性 ST-T 改变或者电机械分离。恶性心包积液时心肌肌钙蛋白和肌酸激酶可升高,但与预后无关。

(三)超声心动图

二维超声心动图是确定心包积液最直接、最简便、最有效的方法,确诊率可达 95% 以上。二维超声能清楚地显示心脏的大小及其活动度、各心腔的内部结构,确定实性弥漫性病灶及心包腔内积液的多少、心包膜的形态改变和心脏与肿块的关系。由于超声心动检查价格低廉、无创、易行、准确度高,故仍是目前临床用于诊断心包积液常规的、主要的方法。

(四)CT

CT 有很高的密度分辨率,对心包病变显示清楚,可以弥补超声检查的某些不足。对于肺癌或其他纵隔肿瘤直接侵犯心包,CT能提供清楚的解剖结构,对于局限性包裹性积液,CT 优于超声检查。心包积液多呈水样密度,CT 值 11～24Hu,因此,CT 可以区分是积液还是出血。

(五)MRI

MRI 发现少量心包积液较超声心动图更为敏感,主要由于

MRI 软组织对比和空间分辨率均高于超声。对显示心包积液部位及半定量分析较超声心动图更准确全面。MRI 具有任意方向切层的能力,不受被检查者身体条件,如声窗影响、骨及肺重叠等干扰。

三、恶性心包积液的处置原则

尽管关于恶性胸腔积液的治疗报道很多,但目前仍缺乏前瞻性的随机对照研究结果。一般来讲,恶性心包积液的治疗需要考虑患者的生存期、临床表现等综合情况。对于没有发生心脏压塞,状况比较稳定的患者,在密切超声随诊的情况下,治疗的要点在于原发肿瘤的治疗和维持心脏的前负荷(避免血容量下降)。如果考虑发生了心脏压塞,首先保证足够的血容量,维持收缩压100mmHg。此时,中心静脉压应大于心包腔的压力,才能保证心脏的前负荷。如果经补充血容量,低循环状况得到改善,仍存在呼吸困难,则需要行心包穿刺术。超声引导下穿刺,常见的并发症包括:心脏穿刺伤、气胸、室性心动过速及心包内感染。

超声引导下穿刺可以选择胸骨旁、剑突下及心尖的位置,穿刺后应常规留置引流管(可选择 7Fr 双腔中心静脉导管)。当心包引流液少于 20~30ml/24h 时,可拔除引流管。此后,应定期复查超声,监测心包积液的变化,及时发现恶性心包积液的复发。心包积液应常规进行脱落细胞学检测,但没有找到恶性肿瘤细胞不能排除恶性细胞积液。

对于复发的恶性细胞积液,避免反复行穿刺置管引流,可以选择心包开窗术。心包开窗后可显著减少复发率。开窗的位置可以选择心包-胸膜腔或心包-腹膜腔。可以在直视下进行,也可以在胸腔镜下完成,还可以选择经皮球囊扩张的方法。

四、预防恶性心包积液复发

初治后的恶性细胞积液患者,首要考虑的就是如何预防复发。主要有对原发肿瘤进行系统化疗、心包腔内注入抗肿瘤药物或硬化剂、心包开窗和放疗等方法。如果原发恶性肿瘤对全身化疗比较敏感(如小细胞肺癌),建议首选化疗。这类疾病对心包内注入抗肿瘤药物(如顺铂)也有效。有研究报道,恶性心包积液与恶性胸腔积液不同,心包腔内注入硬化剂后控制心包积液不理想。放疗虽然能够控制心包转移瘤,但同时也可造成心包积液,一般不作为首选。心包开窗术对于预防心包积液的复发是比较有效的方法,经皮介入的方法创伤相对小,比较易于接受。尽管如此,心包开窗术的并发症较其他方法要高,选择时应综合考虑患者生存期及一般状况。

第八章

大咯血

大咯血是危及肿瘤患者生命的内科危急重症,其定义为一次咯血量≥100ml 或 24h≥500ml。但部分患者咯血存于气道或吞入食管、胃,准确估计出血量甚难,故有大口咯血,伴心悸、苍白、血压下降、脉沉细、冷汗等重症体征、症状者均应视为大咯血。

一、病　因

1. 支气管内肿瘤的渗出性出血。
2. 肿瘤细胞侵犯了支气管或肺血管。
3. 因为感染或药物毒性对肺的损伤。
4. 因血栓栓塞引起的肺梗死。
5. 合并全身性疾病亦可表现为以咯血为主,如血小板减少、白血病、DIC、抗凝治疗及其他血液病。

二、诊　断

在诊断方面,关键是病因诊断。对大咯血而言,要抓主要症状,在抢救的同时作出初步诊断及鉴别诊断。下面几个鉴别诊断务必想到,尽快判断。

1. 与来自上气道的出血相鉴别　特别是后鼻道出血。鼻、口腔同时喷血疑为上气道血流入口腔喷出者,应在良好照明条件下检查咽喉,必要时触摸咽后有无血管瘤,或请专科医生会诊。

2. 区别呕血与咯血　一般并不困难,但亦有大量咯血而又咽入消化道,或老年人患食管裂孔疝,出血积存于疝囊,晨间突然呕吐而误为"晨间咯血"。通过咯血的颜色、有无泡沫、是否混有胃内容物、是否为碱性、是否伴有呼吸道或消化道症状,结合病史、体检不难鉴别。但切忌根据有黑大便即诊断为"呕血"。

3. 区别心源性咯血或肺出血　一定注意心脏病史、体征,尤其警惕二尖瓣病变首次咯血。急性心源性肺水肿很少大咯血,个别咯血量较大、色较鲜红,结合心脏病史、端坐呼吸、肺底音、发作诱因及规律应不难鉴别。

4. 肺脏外或全身性疾病所致咯血　如前所述多种全身咯血病因,只要想到,结合患者发热、多发部位出血、肺外症状、体征及特异性化验不易误诊。

三、治　疗

(一)一般处理

应指导患者取患侧卧位,并做好解释工作,消除患者的紧张和恐惧心理。咯血期间,尽可能减少一些不必要的搬动,以免途中因颠簸加重出血,窒息致死。同时,还应鼓励患者咳出滞留在呼吸道的陈血,以免造成呼吸道阻塞和肺不张。如患者精神过度紧张,可用小剂量镇静药。对频发或剧烈咳嗽者,可给予镇咳药。必要时可给予可待因口服。但对年老体弱患者,不宜服用镇咳药。对肺功能不全者,禁用吗啡、哌替啶,以免抑制咳嗽反射,造成窒息。

(二)止血治疗

1. 药物止血

(1)垂体后叶素:可直接作用于血管平滑肌,具有强烈的血管收缩作用。用药后由于肺小动脉的收缩,肺内血流量锐减,肺循环压力降低,从而有利于肺血管破裂处血凝块的形成,达到止血目的。

(2)血管扩张药:通过扩张肺血管,降低肺动脉压及肺楔压及肺楔嵌压;同时体循环血管阻力下降,回心血量减少,肺内血液分流到四肢及内脏循环当中,起到"内放血"的作用,造成肺动脉和支气管动脉压力降低,达到止血目的。对于使用垂体后叶素禁忌的高血压、冠心病、肺心病及妊娠等患者尤为适用。对血容量不足患者,应在补足血容量的基础上再用此药。

(3)阿托品、山莨菪碱:对大咯血患者也有较好的止血效果。也可采用异山梨酯及氯丙嗪等治疗大咯血,并取得一定疗效。

(4)一般止血药:主要通过改善凝血机制,加强毛细血管及血小板功能而起作用。

此外尚有减少毛细血管渗漏的卡巴克络;参与凝血酶原合成的维生素 K;对抗肝素的鱼精蛋白及云南白药、各种止血粉等。

2. 支气管镜 药物治疗效果不佳的顽固性大咯血者,应及时进行纤维支气管镜检查。目前借助支气管镜的止血措施有:支气管灌洗、局部用药、气囊填塞。

3. 选择性支气管动脉栓塞术 根据肺部受支气管动脉和肺动脉的双重血供,两套循环系统间常存在潜在交通管道,并具有时相调节或相互补偿的功能,当支气管动脉栓塞后,一般不会引起支气管与肺组织的坏死,这就为支气管动脉栓塞术治疗大咯血提供了客观依据。近 20 年来,动脉栓塞术已被广泛应用于大咯血患者的治疗。尤其是对于双侧病变或多部位出血,心、肺功能较差不能耐受手术或晚期肺癌侵及纵隔和大血管者,动脉栓塞治疗是一种较好的替代手术治疗的方法。

4. 放射治疗 对不适合手术及支气管动脉栓塞的晚期肺癌及部分肺部曲霉菌感染引起大咯血患者,局限性放射治疗可能有效。推测放疗引起照射局部的血管外组织水肿,血管肿胀和坏死,造成血管栓塞和闭锁,起到止血效果。

(三)手术治疗

绝大部分大咯血患者,经过上述各项措施的处理后出血都可得到控制。然而,对部分虽经积极的非手术治疗仍难以止血,且咯血量大直接威胁生命的患者,应考虑外科手术治疗。

1. 手术适应证

(1)24h 咯血量>1500ml,或 24h 内一次咯血量达 500ml,经内科治疗无止血趋势。

(2)反复大咯血,有引起窒息先兆时。

(3)一叶肺或一侧肺有明确的慢性不可逆性病变(如支气管扩张、空洞性肺结核、肺脓肿、肺曲霉菌球等)。

2. 手术禁忌证

(1)两肺广泛的弥漫性病变(如两肺广泛支气管扩张,多发性支气管肺囊肿等)。

(2)全身情况差,心、肺功能代偿不全。

(3)非原发性肺部病变所引起的咯血。

3. 手术时机的选择　手术之前应对患者进行胸片、纤维支气管镜等检查,明确出血部位。同时应对患者的全身健康状况,心、肺功能有一个全面的评价。对无法接受心、肺功能测试的患者,应根据病史、体检等进行综合判断。尤其是肺切除后肺功能的评估,力求准确。手术时机应选择在咯血的间隙期,此期手术并发症少,成功率高。

四、并发症

(一)窒息

大咯血患者的主要危险在于窒息,这是导致患者死亡的最主要原因。因此,在大咯血的救治过程中,应时刻警惕窒息的发生。一旦发现患者有明显胸闷、烦躁、喉部作响、呼吸浅快、大汗淋漓、一侧(或双侧)呼吸音消失,甚至神志不清等窒息的临床表现时,应立即采取措施,全力以赴地进行抢救。

(二)失血性休克

若患者因大量咯血而出现脉搏细速、四肢湿冷、血压下降、脉压减小,甚至意识障碍等失血性休克的临床表现时,应按照失血性休克的救治原则进行抢救。

(三)吸入性肺炎

咯血后,患者常因血液被吸收而出现发热,体温 38℃ 左右或持续不退,咳嗽剧烈,白细胞总数升高、核左移,胸片示病变较前增多,常提示合并有吸入性肺炎或结核病灶播散,应给予充分的抗生素或抗结核药物治疗。

(四)肺不张

由于大量咯血,血块堵塞支气管;或因患者极度虚弱,镇静药、镇咳药的用量过度,妨碍了支气管内分泌物和血液排出,易造成肺不张。肺不张的处理,首先是引流排血或排痰,并鼓励和帮助患者咳嗽。若肺不张时间不长,可试用氨茶碱、α-糜蛋白酶等,雾化吸入,湿化气道,以利于堵塞物的排出。当然消除肺不张的最有效办法,是在纤维支气管镜下进行局部支气管冲洗,清除气道内的堵塞物。

第九章

肺栓塞

肺栓塞(PE)是以各种栓子栓塞肺动脉系统为发病原因的一组疾病或临床综合征的总称,包括肺血栓栓塞、脂肪栓塞综合征、羊水栓塞、空气栓塞等。在西方国家,一般人群的肺栓塞年发病率是 1‰~3‰,而恶性肿瘤使发病率增加 4 倍。有流行病学资料表明,栓塞是第二位导致肿瘤患者死亡的原因,仅次于恶性肿瘤本身。

一、病　因

研究表明,所有血栓形成的患者中,20％有恶性肿瘤。男性最普遍的类型是结肠癌、肺癌、前列腺癌;女性是乳腺癌、肺癌、卵巢癌。肺栓塞可以在恶性肿瘤的临床表现前数月或数年出现。

二、发病机制

肿瘤患者并发 PE 的发病机制与其处于高凝状态有关。高凝状态是恶性肿瘤细胞及其产物与宿主细胞互相作用的结果,引起机体防御血栓形成的能力减低,主要可分为肿瘤细胞本身的作用及其他干预措施的作用。

(一)肿瘤所致

肿瘤细胞可以直接激活凝血通道,诱导促凝物质产生,抑制血管内皮细胞、血小板、单核细胞、巨噬细胞的抗凝活性。研究表明：①肺癌患者体外血栓长度、湿重、干重均较健康人增加；②血小板黏附率、聚集率均较正常增高；③全血黏度、红细胞凝集指数、刚性指数均有明显增高；④纤维蛋白原定量增加。肺癌组织本身能分泌促凝物质，肿瘤细胞可释放凝血活酶样物质，造成节段性血栓形成。其释放 DP(纤维蛋白降解物)及凝血活酶，诱发血小板聚集，使机体处于高凝状态，总体的高凝状态与抗凝功能降低，纤溶功能低下与继发纤溶亢进，可交替出现于疾病的各个阶段，表现为复杂的血栓前状态。这种状态有利于癌栓的形成，使癌细胞逃避机械或免疫损伤，阻塞毛细血管，损伤血管内皮，易于癌细胞的黏附、浸润和转移。

(二)干预措施所致

干预措施主要促发因素有抗肿瘤治疗,包括手术、放疗、化疗等,增加了 PE 的风险,例如化疗能使血栓形成的发生率增加 6倍。另外,有研究指出,在化疗结合血管生长抑制药,如干扰素-2α、血管内皮生长因子(VEGF)抗体等治疗的肿瘤患者中,血栓栓塞疾病有非常高的发生率。进行抗肿瘤化学药物治疗,如应用环磷酰胺、丝裂霉素 C、氟尿嘧啶、甲氨蝶呤,可使蛋白质 C、蛋白质S 缺乏,使抗凝血酶Ⅲ减少;应用糖皮质激素可刺激血小板生成,增加凝血因子浓度活性和 $\alpha2$ 纤溶酶抑制物,阻止活化凝血因子的清除,减少肝素释放和纤维蛋白溶解。

抗肿瘤化学药物治疗和(或)利尿药的应用可引起患者食欲下降,严重呕吐,尿量增多,进而导致血容量相对减少,血液浓缩。丝裂霉素、多柔比星(阿霉素)、长春新碱等抗肿瘤药物对血管内膜的损伤,抗癌化学药物治疗及化疗过程中不及时彻底水化可成为促发因素。另外,放疗或联合化疗亦可加重高凝状态。手术造成血管壁的直接损伤促使炎症活性物质释放,从而促进炎症反应、凝血因子活性,进而增加凝血倾向。

(三)机体所致

部分晚期患者长期卧床使静脉血流淤滞,导致被激活的凝血因子不易被循环中的抗凝物质抑制和消除,纤维蛋白容易形成,促使血栓形成。肺癌中腺癌合并血栓栓塞的概率最高,其原因可能是腺癌细胞产生的组织蛋白酶激活机体的凝血系统分泌的黏液蛋白,可引起机体变态反应,使血管内膜的胶原及周围组织退行性变、纤维素样变和上皮细胞脱落,使该部位容易形成血栓。就肿瘤分期而言,在进展期的肺癌患者,尤其是那些正在接受治疗的患者中发生肺栓塞的危险性明显增高。研究指出,晚期肺癌患者纤维蛋白原水平及功能增高显著,并有利于癌细胞转移。

三、病理生理

栓子阻塞肺动脉及其分支达一定程度后,通过机械阻塞作用,加之神经体液因素和低氧所引起的肺动脉收缩,导致肺循环阻力增加,形成肺动脉高压;右心室后负荷增高,右心室壁张力增高,右心室扩大,引起右心功能不全;右心扩大导致室间隔左移,使左心室功能受损,导致心排血量下降,进而可引起体循环低血压或休克;主动脉内低血压和右心房压升高使冠脉灌注压下降,心肌血流减少,特别是右心室内膜下心肌处于低灌注状态。栓塞部位肺血流减少,肺泡无效腔量增大;肺内血流重新分布,通气血流比例失调;右心房压升高可引起未闭合的卵圆孔开放,产生心内右向左分流;栓塞部位肺泡表面活性物质分泌减少;毛细血管通透性增高,间质和肺泡内体液增多或出血。

四、临床表现

肺栓塞的临床表现可从无症状到突然死亡。常见的症状为呼吸困难和胸痛,发生率均达80%以上。胸膜性疼痛为邻近的胸膜纤维素炎症所致,突然发生者常提示肺栓塞。慢性肺栓塞可有咯血。其他症状为焦虑,可能为疼痛或低氧血症所致。晕厥常是肺栓塞的征兆。常见的体征为呼吸增快、发绀、肺部湿啰音或哮鸣音,肺血管杂音,胸膜摩擦音或胸腔积液体征。临床症状及体征常常是非特异性的,且变化颇大,与其他心血管疾病难以区别。症状轻重虽然与栓子大小、栓塞范围有关,但不一定成正比,往往与原有心、肺疾病的代偿能力有密切关系。

(一)呼吸困难

85%以上的患者出现突然发生的呼吸困难。轻者呈阵发性过度换气和活动后气短;严重者呈持续性呼吸困难,呼吸浅快,可达每分钟40～50次。

(二)胸痛

胸痛见于80%以上的患者。其有两种情况:①多数为胸膜性胸痛,表现为呼吸、咳嗽时胸痛加剧,提示小的周围肺血管栓塞或肺梗死;②少数为心绞痛,表现为胸骨后非对称性压榨感,可向肩胛和颈部放射,提示大血管栓塞引起肺动脉急性扩张和冠脉缺血。

(三)咯血

咯血见于40%左右的患者,为鲜红色,数日后变为暗红色,提示肺栓塞。

(四)晕厥

晕厥见于15%左右的患者,因心排血量急剧降低导致脑缺血所致,提示大血管急性栓塞。

(五)其他

其他症状有由于呼吸困难、过度换气和胸痛等引起患者烦躁不安、惊恐等。

五、诊　断

(一)症状和体征

PE 的临床症状和体征无明显特异性,与其他内科疾病所致的心肺功能不全难以鉴别,对于存在有 PE 发生诱因的患者,临床上一旦出现下列症状和体征,应考虑 PE 可能。

1. 突发性呼吸困难(82%～90%)、胸痛(49%～88%)、咯血(7%～30%)。

2. 不明原因的急性右心衰竭或休克。

3. 肺动脉瓣区收缩期杂音、P2 亢进。

(二)D-二聚体测定

血浆 D-二聚体是交联纤维蛋白特异的降解产物,当交联的纤维蛋白遭受内源性纤溶时,即释放入血液中。血浆 D-二聚体含量异常增高对诊断 PE 的敏感性在 90% 以上,但其在一些其他疾病,如外伤、手术和心脑血管病时也增多,故其诊断价值有限;然而,其小于 500ng/ml 提示无急性肺栓塞,有排除诊断价值。PE 发生后 D-二聚体水平持续升高所需时间的长短会限制 PE 诊断中的应用。大多数患者在发病 12d 后仍持续升高,部分患者 D-二聚体水平在诊断后 7d 能恢复正常水平。目前在国外开始应用的快速 ELISA 方法主要包括 Vdias 法、InstantIA 法和 Nycacord 法等,均能在较短的时间内取得精确结果。

(三)动脉血气检查

是肺栓塞重要的筛检法。肺血管床堵塞 15%～20% 时可出现低氧血症,发生率约 76%,PaO_2 也可完全正常;93% 有低碳酸血症;86%～95% PaO_2 增大。后两者正常可能是诊断肺栓塞的反指征。

(四)心电图

PE 的心电图改变大多为非特异性改变,最常见的改变是窦性心动过速、T 波倒置和 ST 段下降。一些患者也可出现电轴右偏、右束支传导阻滞、肺型 P 波。心电图仅可作为 PE 诊断的参考依据。

(五)胸部 X 线检查

典型 X 线表现,如楔形阴影和血管影减少较为少见,而常见的是某些非特异性改变,如心脏增大(36%)、胸腔积液(30%)、肺浸润影(23%)、单侧膈肌升高(26%)、肺门影增大(25%)、肺不张(24%)等。可见,X 线胸片在临床中不能敏感地反映 PE 的存在,仅可作为 PE 诊断的参考依据。

(六)心脏超声检查

约有 80% 的 PE 患者在心脏超声检查中具有右心室大小和功能的异常。有学者以右心室扩大、中至重度三尖瓣反流、右心室压力增高和室间隔反常运动四项反映右心室负荷过重的超声诊断标准,其中任何两项阳性为诊断 PE 的标准(与肺动脉造影对照),则诊断敏感性为 54%,特异性为 98%。经胸与经食管超声心动图检查分间接和直接征象:①间接征象,即肺动脉压增高及其引起的右心负荷过重表现;②直接征象,即右心血栓。近年有报道称,可用血管内超声诊断 PE 和作疗效评价。

(七)放射性核素肺通气/灌注显像

长期以来放射性核素肺通气/灌注显像一直作为 PE 的首选确诊方法。几乎所有 PE 诊断策略均将放射性核素肺通气/灌注显像作为 PE 诊断的一线检查手段,其典型征象是沿血管走行呈肺段分布的灌注缺损,并与通气显像不匹配。一般可将显像结果分为 3 类。①高度可能:其征象为至少 1 个叶段的灌注缺损,而通气/显像正常;②正常或接近正常;③非诊断性异常:其征象介于高度可能与正常之间。高度可能的结果对 PE 诊断的特异性为 96%,除非临床的可能性极低,高度可能的结果基本可以确定 PE 的诊断;结果正常或接近正常时可基本除外 PE;如结果为非诊断性异常需进一步检查,包括做肺动脉造影。

(八)CT肺动脉造影(CTPA)

近年发展起来的螺旋CT(S-CT)、电子束CT可以直接显示肺血管。PE的直接征象有半月形或环形充盈缺损、完全梗阻、轨道征等;间接征象有主动脉及左右肺动脉扩张、血管断面细小、缺支、马赛克征、肺梗死灶、胸膜改变等。

(九)肺动脉造影(PGA)

PGA目前仍作为PE诊断的"金标准"与参比方法。对PE的诊断率:叶肺血管98%,段肺血管90%,亚段肺血管66%。PGA确诊的征象是在2个视角上显示血管充盈缺损,肺血管阻塞,伴或不伴有痕迹边缘。间接征象有肺动脉的"剪枝征"、肺血流减少和静脉回流延迟等。PGA是一种有创检查技术,发生致命性或严重并发症的可能性分别为0.1%和1.5%,应严格掌握适应证。如其他无创性检查手段能确诊PE,临床拟采取内科治疗时,则不必进行此项检查。

六、肺栓塞诊断及鉴别诊断

20%～30%的患者未及时或未能获诊断和治疗而死亡,若能及时诊断和给予抗凝治疗,病死率可望降至8%,故早期诊断十分重要。仔细搜集病史,血清LDH升高,动脉血氧分压(PO_2)下降、二氧化碳分压(PCO_2)增宽;心电图有T波和ST段改变(类似心肌梗死图形),P波和QRS波形改变(类似急性肺心病图形);X线显示斑片状浸润、肺不张、膈肌抬高、胸腔积液,尤其是以胸膜为基底凸面朝向肺门的圆形致密阴影(Hamptom驼峰)及扩张的肺动脉伴远端肺纹理稀疏(Westermark征)等,对肺栓塞的诊断都具有重要价值。

放射性核素肺通气/灌注扫描是诊断肺栓塞最敏感的无创性

方法,特异性虽低,但有典型的多发性、节段性或楔形灌注缺损而通气正常或增加,结合临床诊断即可成立。肺动脉造影是诊断肺栓塞最特异的方法,适用于临床和放射性核素扫描可疑及需要手术治疗的病例,表现为血管腔充盈缺损、动脉截断或"剪枝征"。造影不能显示直径≤2mm 的小血管,因此多发性小栓塞常易漏诊。MRI 为肺栓塞诊断有用的无创性技术,较大栓塞时可见明显的肺动脉充塞缺损。肺栓塞易与肺炎、胸膜炎、气胸、慢阻肺、肺肿瘤、冠心病、急性心肌梗死、充血性心力衰竭、胆囊炎、胰腺炎等多种疾病相混淆,需仔细鉴别。

七、肺栓塞的治疗措施

(一)药物治疗

1. 抗凝治疗　肺栓塞患者的传统治疗方法是予以肝素进行抗凝治疗。近年来,通过化学合成或生物化学等高新技术,已制备出多种抗凝药物用于血栓栓塞性疾病的治疗。其中,低分子量肝素的出现在静脉血栓临床治疗方面开辟了一个新的领域。与传统的肝素相比,低分子量肝素对于血小板的作用要轻微得多,故用于血小板异常的患者。低分子量肝素的主要优点是具有更好的生物活性及较长的半衰期,使其在通过皮下途径预防血栓形成方面的作用更好。一旦临床高度怀疑肺栓塞,应马上对患者给予肝素治疗。如不给予抗凝治疗,急性血栓栓塞后数分钟甚或数秒钟内,血栓栓子将会发生显著的增殖。在 48h 内给予抗凝治疗,可使急性肺栓塞复发的危险性显著降低。

2. 溶栓治疗　溶栓药物与肝素不同,可以同时清除在深静脉和肺循环中的血凝块。肝素对于出血停止后已经形成的血凝块没有作用,而溶栓药物则可以在血凝块变成完全成熟之前将其溶解。但溶栓药物并不能防止新的血栓再次堆积,因此在进行溶栓治疗的同时应采用全剂量肝素给予抗凝治疗。1980 年,美国国立卫生研究所推荐在下列情况下对肺栓塞进行溶栓治疗：①肺叶或多个肺段的血流受阻；②出现血流动力学改变时，无须考虑肺栓塞的解剖范围。目前，多数学者的看法是，对于所有确诊为肺栓塞的患者，即使患者初始临床状况处于稳定状态，都应该考虑给予溶栓治疗。溶栓治疗被认为是临床高度怀疑肺栓塞患者的最有效的治疗方法。

(二)介入治疗

1. 经导管植入下腔静脉滤器　若肺栓塞或深静脉血栓栓塞患者因存在禁忌证而不能接受抗凝治疗，可以通过导管向下腔静脉内植入过滤装置，以期在大的血栓进入肺循环前将其捕获。

2. 其他介入治疗方法　通过经皮、经血管成形导管进行经皮经静脉血栓切除术和利用溶栓导丝进行经导管机械溶栓。

(三)手术治疗

当确诊为肺栓塞的患者处在不稳定状态下，应立即进行溶栓治疗或急诊外科血栓切除术以清除血栓。在这种情况下，进行治疗的益处远大于相对禁忌证可能带来的危险。

1. 急诊血栓切除术　封闭式心肺复苏不能使血液通过闭塞的肺循环，因此肺栓塞引起心脏功能异常是立即进行开胸术的确切指征。按摩肺动脉可清除近端血栓，并且有可能部分减轻右心室流出道的急性梗阻。如果患者存活，就应该进行血栓外科切除术。由于这一手术死亡率很高，故应作为有溶栓治疗绝对禁忌证或患者情况不允许进行溶栓治疗时的最后选择。

2. 建立心肺旁路通道　对于肺栓塞造成的心肺功能衰竭，建立股静脉-股动脉心肺旁路通道是很好的方法，可以提供灌注和气体交换，使患者能够等待更进一步的治疗。由于在建立侧支通道时造成的股静脉和动脉导管孔洞，在成功溶解血凝块之后，应将患者置于密切监视下，直到全身溶栓效果终止。

第十章

放射性肺炎

放射性肺炎是由于肺癌、乳腺癌、食管癌、恶性淋巴瘤或其他纵隔、胸壁的恶性肿瘤经放射治疗后,肺组织受到损伤引起的肺部炎症反应。肺部损伤的严重程度与放射剂量、肺部的照射面积及照射速度密切相关。病理变化表现为急性期的渗出性炎症反应和慢性期的广泛肺组织纤维化。临床表现变化大,轻者可无症状,重者因广泛的肺纤维化病变而致呼吸功能障碍,甚至死亡。肾上腺糖皮质激素对急性期炎症有一定的控制作用。

一、病因及分类

放射性肺炎的发生、严重程度与放射方法、放射量、放射面积、放射速度均有密切关系。有认为放射剂量阈值在 3 周内为 2500～3000Gy。据上海医科大学中山医院临床统计,剂量在 6 周内<2000Gy,一般极少发生肺炎;剂量>4000Gy 则肺炎发生率明显增高;放射量>6000Gy 者,必有放射性肺炎。放射野越大发生率越高,大面积放射的肺组织损伤较局部放射严重;照射速度越快,越易产生肺损伤。其他影响因素,如个体对放射线的耐受性差、肺部原有病变(如肺炎、慢性支气管炎、慢性阻塞性肺部疾病)及再次放射治疗等,均易促进放射性肺炎的发生。某些化疗药物亦可能加重肺部的放射治疗反应。老年人和儿童对放射治疗的耐受性差。

急性期的病理改变多发生于放射治疗后 1～2 个月,也有迟至治疗结束后半年才发现的。表现为肺血管（特别是毛细血管）损伤产生充血、水肿和细胞浸润，肺泡Ⅱ型细胞再生低下，淋巴管扩张和透明膜形成。目前认为放射性肺炎是一种淋巴细胞性肺泡炎，可能是一种超敏反应的部分结果。急性变化有可能自行消散，但常引起肺结缔组织增生、纤维化和玻璃样变。慢性期往往发生于放射治疗9个月以后，病理为广泛肺泡纤维化、肺脏收缩，毛细血管内膜增厚、硬化、管腔狭窄或阻塞，导致肺循环阻力增高和肺动脉高压。胸膜也可因炎性改变和纤维化而增厚。细支气管黏膜上皮间变，肺的继发性感染，可促进放射性纤维化。

二、临床症状及体征

（一）症状

多数于放射治疗后2～3个月出现症状，个别于停止放射治疗后半年始出现症状。

1. 刺激性干咳。
2. 气促，活动后加剧。
3. 胸痛。
4. 伴或不伴有发热，以低热为多。
5. 重症者可出现严重呼吸困难、发绀。

胸部放射治疗后局部可见皮肤萎缩、变硬。

（二）体征

肺部检查多数无阳性体征。当出现广泛肺纤维化时，肺泡啰音普遍减弱，可闻及捻发音（Velcro 啰音）；如继发细菌感染，可闻及干、湿啰音；偶有胸膜摩擦音。伴发肺心病时，可有右心衰竭体征。

三、诊断及鉴别诊断

(一)放射治疗史

既往接受过胸部放疗。

(二)症状及体征

干性呛咳、进行性气急及肺部的 Velcro 啰音具有特征性。

(三)肺功能检测

肺放射性肺炎和纤维化都引起限制性通气功能障碍,肺顺应性减低,伴通气/血流比例降低和弥散功能减低,导致缺氧。有时胸部 X 线片尚未发现异常,而肺功能检查已显示变化。

(四)胸部 X 线检查

可见肺部炎症或纤维化表现,多于停止放射治疗 1 个月后出现。急性期表现为在照射肺野出现片状或融合成大片、致密的模糊阴影,其间隐约可见网状阴影,与支气管肺炎或肺水肿极为相似。慢性期表现为肺纤维化,呈网状、条索状或团块状收缩阴影,主要分布于肺门或纵隔两侧及其他放射肺野。由于肺纤维收缩,气管、心脏向患侧移位,同侧横膈抬高,正常肺组织产生代偿性肺气肿。发生肺动脉高压时,表现为肺动脉段突出或右心肥大。常有胸腔积液征。CT 扫描相较于 X 线片更能清晰显示肺部炎症(图 10-1)。

根据放射治疗史、干性呛咳、进行性气急和胸部 X 线检查有炎症或纤维化改变可作出诊断,但应与肺部肿瘤恶化和转移性肿瘤相鉴别,以免误诊而继续放射治疗,造成死亡。支气管黏膜上皮经照射后常引起细胞间变,应与肿瘤细胞慎加区别。

四、治 疗

为预防放射性肺炎的发生,应严格掌握放射总剂量及单次剂

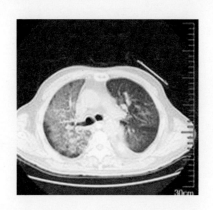

图 10-1　右肺放射性炎症

量分配、照射野大小。乳腺癌放射治疗最好行切线投射,尽量避免肺部的损伤。在放射治疗过程中,应严密观察患者有无呼吸道症状及体温升高。X线检查发现肺炎者,应立即停止放射治疗。

　　治疗方法主要是对症治疗,给予抗生素、激素、维生素。一般单纯放射性肺炎不需要抗生素,但由于会出现渗出、痰液引流不畅、患者抵抗力下降,容易感染细菌,故可给予预防性抗生素。但一般不宜使用过长时间,1周即可。确定无明显细菌感染即停药,防止出现真菌感染和菌群失调。肺部继发感染者给予抗生素。早期应用糖皮质激素有效,一般采用甲泼尼龙 40~60mg/d,1/d,10~14d 后逐渐减量,2~3 个月后停药。同时可给予抗氧化剂,如维生素 C 或乙酰半胱氨酸,可促使炎症吸收。

五、预　防

　　放射性肺炎主要在于预防,放疗前要对患者肺功能进行评价,对放疗的范围和剂量严格评估,尽量减少发生放射性肺炎的可能性。

第十一章

放射性食管炎

食管的鳞状上皮对放射线比较敏感,因此,在胸部放疗过程中有可能发生放射性食管损伤,尤其当放疗与化疗同时进行时,这种食管损伤会更加严重。这种因放射线所引起的食管损伤,称之为放射性食管炎。

一、病　因

放射治疗可使生物机体产生电离作用,并引起一系列病理生理反应,破坏和损伤组织细胞。放射性食管炎常发生于肺癌及纵隔等胸部恶性肿瘤的放疗过程中或之后,有时间接发生于口咽部恶性肿瘤的放疗。放疗剂量 20Gy 可引起食管神经肌肉的损伤,导致食管的蠕动减弱,甚至消失。随着放射线剂量增大,食管损伤加重。放射线本身的电离作用可使食管上皮细胞损伤、坏死,在此基础上,由于食管蠕动减慢,造成有害物质通过食管时间延长,加重了这种损伤。此外,放疗可引起机体白细胞减少,机体免疫力减低,从而引起食管感染,出现食管炎。

二、临床表现

50%～70%接受放疗的患者在数分钟之内出现恶心、呕吐、胸痛、发热、疲倦等症状,称之为前驱综合征。食管炎典型的症状为咽下疼痛或胸骨后疼痛。常见于放疗后 1 周或数周内出现,一般症状较轻。严重者可出现胸部剧痛、发热、呛咳、呼吸困难、呕吐、呕血等,应警惕食管穿孔或食管气管瘘的发生。

三、检 查

(一)实验室检查

有诊断意义的常规化验为血白细胞计数降低。

(二)其他辅助检查

1. 早期有症状者,食管吞钡检查可见全蠕动波减弱、食管溃疡等,晚期则可见食管狭窄。

2. 食管镜检查可窥见不同时期的食管炎表现。

四、鉴别诊断

(一)化脓性食管炎

以异物所致机械损伤最为常见。细菌在食管壁繁殖,引起局部炎性渗出、不同程度的组织坏死及脓液形成,也可呈较为广泛的蜂窝织炎。

(二)食管结核

患者一般多有其他器官结核的前驱症状,特别是肺结核。食管本身症状往往被其他器官症状混淆或掩盖,以致不能及时发现。按照结核的病理过程,早期浸润进展阶段可有乏力、低热、血沉增快等中毒症状,但也有症状不明显者。继之出现吞咽不适和进行性吞咽困难,常伴有持续性咽喉部及胸骨后疼痛,吞咽时加重。

(三)真菌性食管炎

临床症状多不典型,部分患者可以无任何临床症状。常见症状是吞咽疼痛、吞咽困难、上腹不适、胸骨后疼痛和烧灼感。重者胸骨后呈刀割样绞痛,可放射至背部酷似心绞痛。念珠菌性食管炎可发生严重出血但不常见。未经治疗的患者可有上皮脱落、穿孔甚至播散性念珠菌病。食管穿孔可引起纵隔炎、食管气管瘘和食管狭窄。对持续高热的粒细胞减少患者应检查有无皮肤、肝脾、肺等播散性急性念珠菌病。

(四)病毒性食管炎

食管的 HBV 感染常同时有鼻唇部疱疹。主要症状为吞咽疼痛。疼痛常于咽下食物时加剧,患者吞咽后食物在食管内下行缓慢。少数患者以吞咽困难为主要症状,轻微感染者可无症状。

五、并发症

在放射性食管炎的基础上可并发食管穿孔、出血。如患者持续性胸骨后剧痛,伴发热、脉搏加快等,应警惕食管穿孔,需立即进一步检查并做恰当处理。食管癌患者放疗后并发食管穿孔、大出血和瘘管,并非全由放射性食管炎所致,而可能是肿瘤组织放疗后坏死所致。

六、治 疗

(一)解除食管平滑肌痉挛和保护食管黏膜

1. 硝苯地平(心痛定),饭前半小时服。

2. 硝酸异山梨酯(消心痛),饭前半小时服。

3. 硫糖铝等黏膜保护药,饭前半小时服。

(二)抑制胃酸

防止酸反流入食管。

1. H_2 受体阻滞药如雷尼替丁,饭前半小时服。

2. 质子泵抑制药如奥美拉唑,饭前半小时服。

（三）对症治疗

止吐、止血、镇静,预防感染。疑同时有细菌感染者给予抗生素。疑有穿孔需禁食、输液、抗感染。

（四）皮质激素

大量照射治疗可引起肾上腺皮质功能衰竭,皮质激素的应用可减轻放射损伤,改善病程。但需同时并用抗生素预防感染。使用泼尼松（强的松）,口服为宜。

（五）增强细胞免疫

增加营养,应予以高热量、高蛋白质、高维生素易消化的饮食,避免硬粗食物,刺激性食物,过冷、过硬食物的摄取。

（六）其他

除以上处理外,必要时暂停照射或延长疗程间歇期。

第十二章

化疗相关血液学毒性

一、化疗相关性贫血

化疗在延长患者生存时间的同时,往往会导致或加重患者贫血,贫血导致的疲乏、头晕、食欲下降、情绪低落等症状对生活质量有显著影响。多项研究均表明,合并贫血的肿瘤患者局部复发率、远处转移率、死亡率均显著高于不合并贫血的肿瘤患者。

对于化疗相关性贫血的治疗,目前主要采用输血和应用重组人红细胞生成素(rhuEPO)方法。输血可以快速升高贫血患者的血红蛋白水平,改善患者贫血状态,但是也隐藏存在着合并感染、免疫抑制、促进肿瘤生长等诸多的缺陷。重组人红细胞生成素治疗贫血见效较慢,一般在用药后平均 4.1 周才出现疗效,有效率在 32% 左右,治疗剂量偏大、疗程偏长、价格昂贵,只有极少数患者可获益。可导致高血压、癫痫发作、血栓形成、纯红再障等副作用。有研究表明,EPO 的使用可能对肿瘤患者的存活产生负面影响,如血细胞比容达到 42% 时,增加血管事件的发生率,增加死亡风险等。

二、化疗相关白细胞减少

白细胞减少是化疗最常见的毒副反应之一,外周血白细胞计数持续低于正常值(4×10^9/L)时称为白细胞减少;外周血中性粒细胞绝对值在成人低于 $2.0 \times 10^9 / L$ 时称中性粒细胞减少症;若中性粒细胞绝对值低于 $0.5 \times 10^9 / L$ 或极度缺乏时,称为粒细胞缺乏症。化疗所致白细胞减少与化疗药物、剂量、疗程,以及患者体质等因素有关,根据抗肿瘤药物急性与亚急性毒性反应分度及标准(WHO)判定减少程度并指导治疗。

(一)血象检查

化疗期间及化疗后应加强观察,一般化疗结束后 2～3d 检查血象;当发现白细胞或中性粒细胞降低达三级或以下时,应该及时动态了解血象情况,必要时每天检查血象。

(二)停用引起白细胞减少的药物

白细胞或中性粒细胞降低达三级或以上,停用化疗或可能引起粒细胞缺乏的各种药物及治疗。

(三)升白细胞药物的使用

白细胞或中性粒细胞降低达 1～2 级者,常规使用口服升白细胞药物;白细胞或中性粒细胞降低达三级或以上者,使用细胞集落刺激因子(G-CSF 或 GM-CSF)100～150μg,1/d 或 2/d,根据病情决定使用剂量与时间。

(四)抗生素的使用

对于白细胞或中性粒细胞降低三级或以上时,应该常规使用广谱抗生素,防止继发感染。如合并有感染时应积极治疗,及早使用足量敏感抗生素,3～5d 热不退,宜改用另外一组,或按药敏结果做出相应调整。注意鉴别是否合并真菌感染,并采取相应措施。

(五)肾上腺皮质激素的使用

对于粒细胞缺乏症,应用肾上腺皮质激素,常规采用氢化可的松 100～200mg/d,静脉使用。

(六)支持治疗

感染严重或身体虚弱的病例,静脉输注丙种球蛋白、白蛋白、血浆等。

(七)护理

一旦发现粒细胞减少或缺如,应对患者进行消毒、隔离,保持口腔、五官、皮肤黏膜、泌尿生殖道、肛周等处清洁卫生,餐后刷牙、漱口,便后冲洗肛周,勤洗澡,严防感染。

(八)饮食

宜清淡、富于营养、易消化饮食,忌肥甘厚腻。出现口腔溃疡或腹泻者,食用流质或半流质饮食为宜。

(九)注意事项

1. 化疗期间或化疗后患者出现突然畏寒、高热、头痛及全身困倦时,可能出现了白细胞减少继发感染情况,应检查血象排除;对于咽部、牙龈和颊部等黏膜上出现溃疡或不明原因严重腹泻,且伴有舌红绛、两颧潮红等明显阴虚症候者,应引起高度重视,存在白细胞或中性粒细胞降低三级或以上的可能。

2. 伴随白细胞减少的腹泻,常规止泻药物如黄连素等效果多不佳,不主张使用易蒙停;建议使用胃肠黏膜保护药,必要时使用生长抑素。口腔溃疡可用生长因子外用制剂,促进溃疡修复。

3. 使用细胞集落刺激因子(G-CSF 或 GM-CSF),可能存在白细胞释放与骨髓生长两个时相的差异,应适当延长细胞集落刺激因子使用时间。

4. 白细胞减少时,存在白细胞短时间快速减少的现象,不应该拘泥于已有的血象报告,必要时随时复查血象。

三、化疗所致粒细胞缺乏性发热伴感染

(一)临床特征

1. 常发生在化疗后 7～14d。

2. 发热、畏寒。

3. 乏力。

4. 气促、呼吸困难。

5. 口腔黏膜溃疡、疼痛。

6. 咳嗽、咳黄脓痰。

7. 尿急、尿频、尿痛。

8. 皮肤软组织破溃、红肿。

9. 会阴肛周破溃、脓肿形成。

10. 浅表淋巴结肿大。

11. 并发肺部感染,查体可闻及干、湿啰音。

12. 由于中性粒细胞下降,显著改变炎症反应,体征往往减少,甚至缺如。

13. 败血症,脓毒血症,休克。

14. 严重者导致死亡。

(二)急查项目

1. 血常规,WBC$<2.0\times10^9$/L,中性粒细胞计数(ANC)$<0.5\times10^9$/L,ANC$<0.1\times10^9$/L 为严重中性粒细胞缺乏。

2. 血电解质。

3. 胸部 CT。

4. 腹部 CT 或超声。

5. 咽拭子、痰、导管、引流液细菌＋真菌培养及涂片,获取病原学结果。

(三)救治流程

1. 床旁隔离。

2. 制霉菌素漱口液漱口,3/d。

3. 高锰酸钾 1∶5000 坐浴,每次 30min,2/d。检查静脉导管伤口,严格无菌操作。

4. 升白细胞治疗:粒细胞集落刺激因子(G-CSF)150μg/d 皮下注射,1/d,连续 3d。

5. 每天复查血常规,直至 WBC 总数$>4.0\times10^9/L$。

6. 根据 MASCC 制定的感染危险评分系统进行危险性评估(主要根据粒细胞缺少的程度及持续时间来评估,见表 12-1)。

7. 经验性抗感染治疗。

表 12-1 癌症支持治疗多国协会(MASCC)危险评估

评估方法特征	分值
无或轻微症状的发热性中性粒细胞减少	5
无低血压(收缩压$>90mmHg$,$1mmHg\approx0.133kPa$)	5
无慢性阻塞性肺病	4
既往无真菌感染的实体瘤或造血系统恶性肿瘤	4
无须胃肠外补液的脱水	3
中等症状的发热性中性粒细胞减少	3
门诊状态	3
年龄<60岁	2

评估分类:高危患者 MASCC 评分<21;低危患者 MASCC 评分≥21

(四)评估

经验治疗后 $2\sim4d$,按照下列程序评估病情:若体温下降、病情稳定和临床指征好转,提示经验治疗有效。对于粒细胞减少重症患者,即使经验治疗有效,仍可能有发热,但峰值和频率均有明显的下降,且病情应无恶化表现。治疗有效者应继续进行相关治疗,直至体温正常 3d 且粒细胞计数$>0.5\times10^9/L$ 时,方可停药。若经验治疗无效,需要动态回顾分析初期评估结果、重新评估患者状况、检查可能感染部位、认真审查经验性治疗方案是否规范,常见原因:①药物用法、用量不规范致使感染部位药物浓度欠佳;②耐药感染;③混合非细菌性感染,如真菌、结核或病毒感染等;④感染部位引流不畅或有坏死组织未清除;⑤导管相关的感染。

(五)抗生素调整

1. 经验治疗无效者 在仍无明确感染部位和病原学证据的情况下,若初始用药为头孢吡肟或哌拉西林-他唑巴坦,则应更换为碳氢酶烯类。

2. 经验性治疗为碳氢酶烯类 可联合舒巴坦或含舒巴坦的药物如头孢哌酮联合 G^+ 菌药物。在换用 G^- 菌药物的同时还应慎重考虑经验性加用抗 G^+ 药物(如万古霉素、替考拉宁、利奈唑胺等)的必要性;同时联合抗真菌药物。若换药治疗仍无效,则须复查肺部 CT 等检查,并加强病原学检查。

四、化疗致血小板减少

化疗致血小板减少是指患者接受化疗后血液中血小板计数 $\leqslant 100 \times 10^9/L$。根据其降低程度可分为 Ⅳ 级:①Ⅰ级减低:$75 \times 10^9/L <$ 血小板计数 $\leqslant 100 \times 10^9/L$;②Ⅱ级减低:$50 \times 10^9/L <$ 血小板计数 $\leqslant 75 \times 10^9/L$;③Ⅲ级减低:$25 \times 10^9/L <$ 血小板计数 $\leqslant 50 \times 10^9/L$;④Ⅳ级减低:血小板计数 $\leqslant 25 \times 10^9/L$。

(一)临床表现

化疗后血小板减少的患者可无特殊的临床症状,但亦可出现下列临床表现,需予以密切关注。

1. 皮肤出血。

2. 牙龈出血。

3. 鼻衄。

4. 消化道出血。

5. 泌尿道出血。

6. 月经过多。

7. 视网膜出血。

8. 伤口出血时间延长等。

（二）治疗

血小板计数 $50 \times 10^9 \sim 100 \times 10^9 / L$，可予以注射用重组人白介素-11 升血小板治疗，连续用 $5 \sim 7d$ 后复查；若血小板计数在 $50 \times 10^9 / L$ 以下，且应用药物升血小板效果不佳可酌情予以输注血小板治疗。

第十三章

急性肿瘤溶解综合征

急性肿瘤溶解综合征(acute tumor lysis syndrome, ATLS)最常见于肿瘤治疗过程中肿瘤细胞大量破坏的情况,少数情况下由肿瘤细胞自动裂解而引起。临床主要表现为高尿酸血症、高钾血症、低钙血症和高磷血症,易并发急性肾衰竭(ARF),病死率较高。

一、发病机制

目前大多数化疗药物是通过诱导细胞凋亡而清除肿瘤细胞的,常用的化疗药物(如烷化剂、蒽环类、抗代谢类及激素类等)都可引起细胞凋亡。当肿瘤细胞高度敏感或药物浓度超过一定程度时,就会引起大量细胞坏死,其代谢产物和细胞内有机物质进入血流,引起明显的代谢和电解质紊乱,使尿酸、磷酸盐、戊糖和 γ-氨基丁酸在血中浓度急剧增高。另外,大量细胞崩解使细胞内的钾大量释放到血液中,引起血钾增高,严重的还会引起肾功能不全,最终导致 ATLS 的发生。

(一)高尿酸血症

在人类体内,嘌呤物质分解为尿酸由尿和粪便排出。体内尿酸有两个来源,主要是从核酸和氨基酸分解而来,其次是从食物中核苷酸中分解而来。化疗后,大量肿瘤细胞溶解,核酸分解,而使尿酸生成大大增多。体内尿酸大部分是以游离尿酸盐形式随尿排出。其等电点为 5.14,达等电点时尿酸几乎以游离形式存在;而肾小管(尤其是集合管腔)内 pH 接近 5.10,肾排泄尿酸有赖于肾小管过滤、近曲小管分泌和重吸收,排出量与尿酸在尿中的溶解度有直接关系。当肾脏不能清除过多尿酸,尤其是尿 pH 低时,尿酸则以尿酸结晶的形式存在而很少溶解。尿酸结晶在肾远曲小管、肾集合管、肾盂、肾盏及输尿管迅速沉积,或形成尿酸盐结石,导致严重尿路堵塞而致急性肾功能不全,表现为少尿、无尿及迅速发展为氮质血症,如不及时处理,病情恶化可危及生命。

(二)高钾、高磷、低钙血症

化疗后细胞迅速溶解,大量钾进入血液,导致高钾血症。另外,ATLS 发生代谢性酸中毒,使 K^+-H^+ 交换增加,未裂解的细胞中 K^+ 大量进入细胞外,以及肾功能不全使钾排出减少,均可导致高钾血症。肿瘤细胞溶解,大量无机盐释放致高磷血症,因血中钙磷乘积是一个常数,血磷增高多伴有低钙血症。因此,高磷酸血症及低钙血症也较常见。高磷酸血症与高尿酸血症症状相似。

(三)代谢性酸中毒

ATLS 常伴有代谢性酸中毒,主要导致原因如下。

1. 肿瘤负荷增加,氧消耗增加,肿瘤患者血黏稠度增高,微循环障碍,组织灌流不畅,而形成低氧血症,使糖代谢中间产物不能进入三羧酸循环被氧化,而停滞在丙酮酸阶段,并转化为乳酸。

2. 高热、严重感染可因分解代谢亢进而产生过多的酸性物质。

3. 肿瘤细胞的溶解释放出大量磷酸,加之排泄受阻,从而使机体内非挥发性酸增多。

4. 肾功能不全时,肾排出磷酸盐、乙酰乙酸等非挥发性酸的能力不足致其在体内潴留,肾小管分泌 H^+ 和合成氨的能力下降,HCO_3^- 重吸收减少。

(四)急性肾功能不全

肾功能不全是 ATLS 最严重的并发症,并且是导致死亡的主要原因。发生肾功能不全可能与血容量减少,以及尿酸结晶或磷酸钙沉积堵塞肾小管导致肾功能急性损害有关。但是,引起肾血流量减少的影响因子仍不明。恶性肿瘤患者血容量减少的原因主要与患者的消化道症状有关,加之在接受放疗或化疗期间消化功能进一步紊乱(如恶心、呕吐、食欲下降),经口摄入量减少,血容量减少,有效循环血量随之减少而引起肾缺血,肾血流灌注量减少,肾小球滤过率降低,引起少尿、无尿及肌酐、尿素氮升高。

二、临床表现

(一)高尿酸血症

为 ATLS 的特征性表现,几乎所有 ATLS 的患者均有高尿酸血症。其发生是因为肿瘤细胞大量溶解后,核酸大量释放,嘌呤代谢产物尿酸在血液中浓度显著增加,超过肾的排泄能力而引起。其临床症状与代谢异常程度有关:轻度高尿酸血症对肾功能影响仅表现为少尿、厌食、恶心及头晕、头痛、乏力等神经系统症状;随着血清尿酸浓度的升高,患者贫血加重、无尿、步态不稳、呼吸深长,甚至出现呕吐、腹泻及血压下降等临床症状。

(二)高钾血症

较为常见,血钾 > 710mmol/L 时可出现严重心律失常。ATLS 发生高钾血症的主要原因有:①肿瘤细胞溶解,细胞内钾大量入血;②ATLS 常伴代谢性酸中毒,使细胞内钾释放出细胞外增加;③伴有尿酸性肾病时,钾排出减少。高钾血症引起的神经肌肉应激性下降可表现为手足感觉异常、四肢软弱无力、腱反射消失、呼吸肌麻痹等。此外,高血钾尚可诱发心律失常、血压升高或降低,甚至发生心室纤颤或停搏。

(三)高磷血症和低钙血症

血钙磷乘积为一常数,血磷增加的同时常有低钙血症。已证实幼稚淋巴细胞中磷的含量较成熟淋巴细胞多4倍,肿瘤细胞破坏后大量无机磷释放入血,导致高磷、低钙血症。低钙血症可致心肌收缩功能降低,而血磷明显增高时磷酸钙会沉淀在肾小管内,诱发、加重肾衰竭。化疗期间,若排除长春碱类药物的不良反应后,患者仍感觉指端和腹部麻木和刺痛,面部肌肉、手足痉挛,手足抽搐,以及意识障碍,应注意是否存在高磷血症或低钙血症。

(四)尿酸性肾病伴氮质血症和急性肾衰竭

主要是由于肾不能清除过多的尿酸时,尿酸在酸性环境下可在肾小管形成结晶,损坏肾小管;高磷血症时,磷酸盐结晶亦会沉淀于肾小管,引起肾组织损伤,从而导致氮质血症和肾功能不全,严重时出现少尿或无尿,发生急性肾衰竭。此外,淋巴系肿瘤(如ALL)的肿瘤细胞极易浸润肾,引起间质性肾病,可部分解释淋巴系肿瘤易于发生ATLS的原因。

三、治 疗

(一)降低血尿酸

化疗期间给予别嘌醇 $200mg/(m^2 \cdot d)$。如血清肌酐 $>177nmol/L(2mg/dl)$,别嘌醇宜减量至 $100mg/(m^2 \cdot d)$。当高尿酸血症纠正之后,仍应适当减量,维持治疗1~2周。

(二)水化治疗

大量静脉输液(水化)可较快降低尿酸,但要防止利尿过度。具体措施是:静脉输液以维持每日尿量3000ml以上,同时或先后使用呋塞米20~40mg肌内注射或静脉注射,1~2/d,20%甘露醇250ml静脉注射,1/d,以排泄过剩的尿酸。

(三)纠正高血钾

1. 使用离子交换树脂口服或灌肠,40～50mg/d。

2. 5%碳酸氢钠 60～100ml 静脉注射,必要时可 15～30min 后重复一次。

3. 静脉注射 25%葡萄糖 100～200ml。

4. 有心律失常或有明显心电图异常(如 QRS 波增宽)时,应给予 10%葡萄糖酸钙 10～20ml,加入等量的 25%～50%葡萄糖溶液中缓慢静脉注射。

(四)血液透析

当使用上述措施无效而有如下指征者,可考虑给予血液透析。

1. 血钾≥6mmol/L。

2. 血尿酸>0.6mmol/L(10mg/dl)。

3. 血磷酸迅速升高或≥0.02mmol/L(10mg/dl)。

4. 液体容量负荷过度。

5. 有明显症状的低钙血症者。

四、预　防

对于高危患者,在化疗或放疗前应预先采取以下措施。

(一)预防尿酸盐沉积

化疗前及化疗后 2d,应口服别嘌醇 500mg/(m² · d)[化疗期间 200mg/(m² · d)],以防止尿酸产物过量积聚。

(二)适当水化治疗

化疗前 1d、化疗期间及化疗后 2d 内,每日给予糖盐2000～2500ml/m² 水化,使每日尿量保持在 3000～4000ml,可配合甘露醇及利尿药等使用。

(三)碱化尿液

在碱性环境下不易引起尿酸沉积,因此要注意碱化尿液,使pH≥7。具体措施是:化疗前1d即开始给予碳酸氢钠3~8g/d静脉注射,或碱性合剂20~30ml,3/d;尿酸正常时应停用。

(四)密切监测肾功能

视病情,注意复查尿酸、血钙、血磷及其他肾功能指标。若尿中尿酸与肌酐之比>1,对高尿酸血症的诊断具有特异性;如在尿中查到尿酸结晶,则更有助于高尿酸血症的诊断。

五、预 后

ATLS的致死原因主要有如下几种:

(一)急性肾功能不全

急性肾功能不全一旦发生,病死率极高,需通过积极透析治疗才有可能挽救生命。

(二)高钾血症

高钾血症是ATLS死亡的重要因素之一,可导致严重心律失常、心搏骤停。

(三)严重感染

ATLS的发生常伴有全血细胞减少,因此,ATLS患者伴有感染时,应加强支持治疗,必要时使用造血生长因子。

尽管ATLS可导致患者死亡,如救治及时,患者预后良好。因为ATLS的发生往往提示肿瘤对化疗高度敏感,原有的肿瘤表现也能迅速改善。

参 考 文 献

[1]　陈孝平.外科学[M].北京:人民卫生出版社,2005.

[2]　王忠诚.王忠诚神经外科学[M].武汉:湖北科学技术出版社,2005.

[3]　Modi A,Vohra HA,Weeden DF,*et al*.Does surgery for primary non-small cell lung cancer and cerebral metastasis have any impact on survival[J].Interact Cardiovasc Trorac Surg,2009;8(4):467-473.

[4]　Clarke JW,Register S,McGregor JM,*et al*.Stereotactic radiosurgery with and without whole brain radiotherapy for patients with a single radioresistant brain metastasis[J].Am J Clin Oncol,2010;33(1):70-74.

[5]　Fortin D.The blood-brain barrier:its influence in the treatment of brain tumors metastases[J].Curr Cancer Drug Targets,2012;12(3):247-259.

[6]　Ma S,Xu Y,Deng Q,*et al*.Concomitant treatment of brain metastases from non-small lung cancer with whole brain radiotherapy and gefitinib[J].Lung Caner,2009;65(2):198-203.

[7]　杨阳,闫婧,刘娟,等.胸部放疗放射性肺炎病因学相关因素分析[J].中华肿瘤防治杂志,2012(6):446-499.

[8]　蔡勇,周道安.非小细胞肺癌放射性肺炎相关因素分析[J].中华医院感染学杂志,2011(16):3357-3359.

[9]　杨英珍,苏斯丽,王琳,等.优质护理在食管癌患者根治性放疗中的应用效果研究[J].中华疾病控制杂志,2014(7):670-673.

[10]　Liu YS,Liu SB,Li DF,*et al*.An exploration on the radiological features associated with motor deficits in patients with metastatic epidural spinal cord compression[J].Eur Rev Med Pharmacol Sci,2015;19(2):274-279.

[11]　Lei M,Liu Y,Yan L,*et al*.Posterior decompression and spine stabilization for metastatic spinal cord compression in the cervical spine. A

matched pair analysis[J].Eur J Surg Oncol,2015;41(12):1691-1698.

[12] 雷明星,刘耀升,刘蜀彬.恶性肿瘤骨转移机制的研究进展[J].中华医学杂志,2015;95(48):3877-3802.

[13] 熊凡,刘耀升,刘蜀彬.椎体增强技术在恶性肿瘤椎体压缩性骨折中的应用进展[J].中华损伤与修复杂志:电子版,2015;9(5):541-544.

[14] 蒋伟刚,刘耀升,刘蜀彬.脊柱转移瘤的外科治疗进展[J].中国矫形外科杂志,2015;23(1):54-59.

[15] Kenific CM,Debnath J.Cellular and metabolic functions for autophagy in cancer cells[J].Trends Cell Biol,2015;25(1):37-45.

[16] Prasad D,Schiff D.Malignant spinal cord compression[J].Lancet Oncol,2005;6(1):15-24.

[17] Patchell RA,Tibbs PA,Regine WF,*et al*.Direct decompressive surgical resection in the treatment of spinal cord compression caused by metastatic cancer:a randomised trial[J].Lancet,2005;366(9486):643-648.

[18] Rades D,Huttenlocher S,Dunst J,*et al*.Matched pair analysis comparing surgery followed by radiotherapy and radiotherapy alone for metastatic spinal cord compression[J].J Clin Oncol,2010;28(22):3597-3604.

[19] Katagiri H,Okada R,Takagi T,*et al*.New prognostic zzctors and scoring system for patients with skeletal metastasis[J].Cancer Med,2015;3(5):1359-1367.

[20] Hwang N,Nandra R,Grimer RJ,*et al*.Massive endoprosthetic replacement for bone metastases resulting from renal cell carcinoma:Factors influencing patient survival[J].Eur J Surg Oncol,2014;40(4):429-434.